AF397043

Dr W.-B. PIETKIEWICZ

Ancien Externe des Hôpitaux

Cure radicale

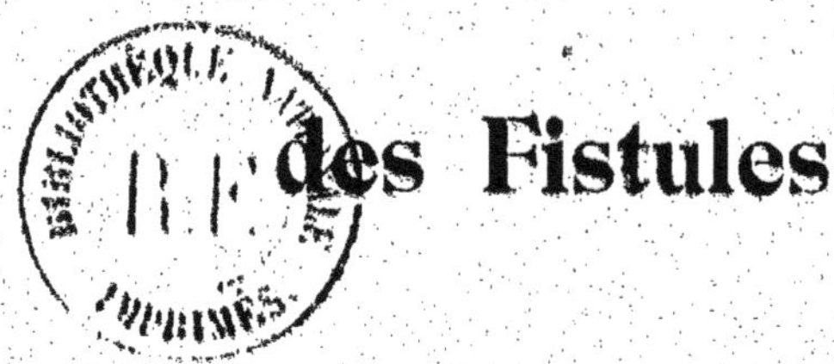

des Fistules

d'Origine dentaire

PARIS

SOCIÉTÉ NOUVELLE DE LIBRAIRIE ET D'ÉDITION

(Librairie Georges Bellais)

17, RUE CUJAS, V^e

1904

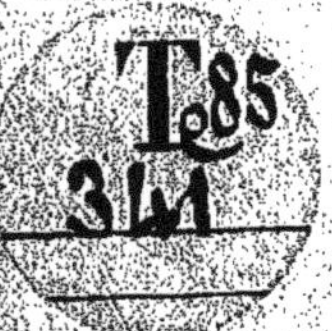

Dr W.-B. PIETKIEWICZ

Ancien Externe des Hôpitaux

Cure radicale

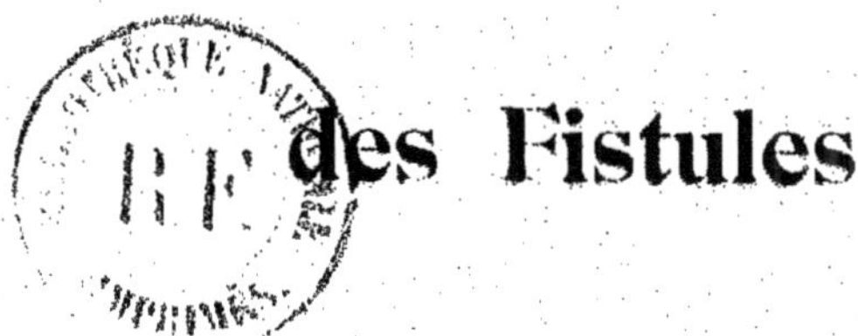

des Fistules

d'Origine dentaire

PARIS

SOCIÉTÉ NOUVELLE DE LIBRAIRIE ET D'ÉDITION

(Librairie Georges Bellais)

17, RUE CUJAS, Vᵉ

1904

AVANT-PROPOS

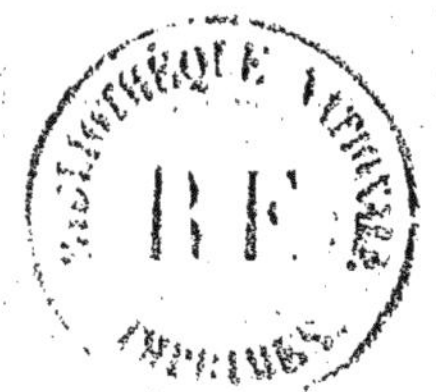

Avant d'aborder notre sujet, nous avons un devoir qu'il nous est doux de remplir, celui de remercier nos maîtres dans les Hôpitaux, qui, pendant le cours de nos études, nous ont prodigué leurs savants conseils et accordé leur bienveillant appui. Nous voudrions qu'ils vissent dans ces quelques mots autre chose qu'une banale formule de politesse : une fervente gratitude et une profonde reconnaissance.

C'est à M. le professeur Terrier que vont tout d'abord nos remerciements les plus vifs. Nous n'oublierons jamais avec quelle cordialité et quelle affectueuse bienveillance il nous a reçu dans son beau service en qualité d'externe, et ce n'est pas sans un certain sentiment d'orgueil que nous le voyons accepter la Présidence de cette thèse. Nous n'oublierons jamais de quelle forte empreinte il a marqué notre éducation chirurgicale.

Nous tenons tout spécialement à exprimer notre vive reconnaissance et nos respectueux remerciements à M. le docteur Troisier, professeur agrégé, médecin de l'Hôpital Beaujon, dont nous avons si souvent mis à contribution la science et la bonté pendant tout le cours de nos études. Nous voulons lui dire ici combien nous sommes touchés qu'il ait bien voulu étendre au fils l'affection qu'il a pour le père.

C'est sous la haute direction de M. le docteur Peyrot, professeur agrégé et chirurgien de Lariboisière, que nous avons débuté dans la carrière chirurgicale, nous n'avons pu mieux lui prouver combien nous étions heureux d'être son élève qu'en y retournant ensuite comme externe. Qu'il reçoive ici tous nos remerciements pour son bel enseignement et la cordialité qu'il a toujours bien voulu nous témoigner en toute occasion.

Nous remercions également M. le Docteur Souligoux, chirurgien des hôpitaux, son assistant, qui nous a prodigué les meilleurs conseils, à l'obligeance duquel nous n'avons jamais fait appel en vain et qui s'est toujours montré pour nous un maître bienveillant.

C'est à M. le Docteur Gosset, professeur agrégé,

chirurgien des hôpitaux, que revient une large part de notre reconnaissance ; il a pris à cœur de compléter notre éducation et s'est donné la peine de nous obliger à travailler avec suite et méthode, nous lui en avons une profonde gratitude.

C'est à M. le Professeur Dieulafoy que nous sommes redevables de la majeure partie de notre éducation médicale, nous sommes fiers d'avoir été son élève et n'oublierons jamais ses leçons cliniques, si vibrantes de vie, au lit du malade. Qu'il veuille bien accepter l'hommage de notre reconnaissance et nos respectueux remerciements.

Nous n'oublierons pas non plus la large part de reconnaissance que nous devons à ses deux chefs de clinique, le docteur Gandy et le docteur Griffon, médecin des hôpitaux.

M. le Dr Delens, professeur agrégé, chirurgien de l'hôpital Lariboisière, nous a initié à l'étude des affections de l'œil, nous ne saurions trop l'en remercier.

Nous avons trouvé dans M. le Dr Lepage, accoucheur de l'hôpital de la Pitié, professeur agrégé, un maître plein de sollicitude et de bonté, c'est à lui que nous devons nos connaissances obstétricales. Nous n'oublierons pas ses utiles conseils et nous le prions d'en recevoir tous nos remerciements.

Il nous reste enfin à remercier et de tout cœur, deux amis dévoués qui ont contribué à notre éducation : M. le Docteur Paul Lecène, prosecteur à la Faculté, pour la chirurgie ; M. le docteur Armand Delille, pour la médecine, nous ont toujours guidé et éclairé de leurs conseils amicaux.

Notre éducation spéciale en stomatologie s'est faite pour ainsi dire depuis toujours sous la direction de mon père, le Dr Pietkiewicz, dentiste de l'Hôtel-Dieu. Il sait qu'à l'affection profonde du fils s'ajoute l'admiration de l'élève et que le seul but de notre existence est de régler notre vie sur la sienne.

M. le docteur Ferrier, dentiste de l'hôpital de la Pitié, est un de nos maîtres à qui nous sommes le plus redevables de ce que nous avons acquis en stomatologie. Nous n'oublierons jamais les affectueux conseils qu'il nous a prodigués et nous lui en gardons une profonde gratitude

M. le docteur Gourc, dentiste des hôpitaux, a droit à tous nos remerciements : nous lui devons de sages avis et de nombreux documents ; qu'il veuille bien agréer ici l'hommage de notre reconnaissance.

A M. le docteur Jacques revient une large part de nos remerciements pour les conseils précieux qu'il nous a toujours donnés.

INTRODUCTION

Tout à fait au début de nos études, il nous a été
donné de voir une malade présentant une fistule
mentonnière qui fut curettée, cautérisée, opérée à
plusieurs reprises sans aucun résultat jusqu'au jour
où le chef de service, reconnaissant l'origine dentaire
de cette fistule, la mit entre les mains du docteur
Rodier, dentiste de l'hôpital Lariboisière, qui, en
une séance et par un procédé très simple, la guérit,
et radicalement, de cette affection dont elle souffrait
depuis des années.

Ce fait, qui nous avait alors énormément frappé,
et que nous avons vu se reproduire plus d'une fois
au cours de nos études, nous a poussé à prendre
comme sujet de thèse : La Cure radicale des fistules
d'origine dentaire.

Nous n'avons nullement l'intention de décrire

des procédés nouveaux, d'instituer ou de préconiser une thérapeutique nouvelle. Notre but, bien plus modeste, est de mettre, pour ainsi dire, à jour, les traitements grâce auxquels on arrive à guérir radicalement les fistules d'origine dentaire.

Nous allons essayer de décrire ces traitements le plus minutieusement et le plus pratiquement possible, insistant surtout sur le manuel opératoire, indiquant à propos de chaque procédé à quel cas particulier il convient le mieux de l'appliquer. Nous n'indiquerons donc que très rapidement et dans la mesure où il nous semble utile de le faire pour la compréhension de notre travail, l'étiologie, l'anatomie pathologique, la pathogénie, le diagnostic et le pronostic des fistules dentaires, voulant limiter notre travail au traitement radical de ces affections.

HISTORIQUE

Il est impossible de faire un historique des traitements des fistules dentaires et nous nous contenterons d'énumérer rapidement les auteurs qui se sont occupés de ces affections.

Hippocrate déjà soupçonnait leur existence « avec la sphacèle d'une dent une forte fièvre qui survient et le délire sont funestes et si le malade réchappe, la plaie suppure et les os s'exfolient. »

Celse écrivait plus tard « ut etiam interdum, ut exgingivæ ulcere, sive παρουλις fuit, sine non fuit diutius pus feratur ; quod aut corrupto dente, aut effracto, vel aliter vitiato oste, maximeque id per fistulam evenire consuevit. »

C'est au xvᵉ siècle que Benevieni, médecin à Florence, guérit en quelques jours, par l'extraction

d'une dent, un ulcère du menton datant de 3 ans.
Il remarque le premier que la racine était rongée « nans dente ipso evulso crosam ejus radicem cernimus. »

Plus tard Ambroise Paré disait : « or souvent il y a des ulcères fistuleuses aux gencives, dont s'ensuit carie à la racine de la dent, et enfin l'ulcère pénètre par dehors, comme sous le menton, ce qu'aucuns estiment estre escrouelles, estimant estre incurables, ne se pouvons guarir par aucun remède susdit. — En telles ulcères, faut suivre le conseil d'Aece et de Celse qui est d'arracher la dent offensée, car par ce moyen on extirpera la fistule, la gencive s'abaissera, et ce qui reste de la curation sera plus facile pour ce qu'il n'y avoit que la pourriture de la dent qui l'entretenoit. »

Plus tard, Jourdain, au XVIIIe siècle, dans le Traité des maladies de la bouche, rapporte de nombreuses observations de fistules dentaires qu'il attribue aux suppurations établies dans les alvéoles « dont la partie la plus sensible se sera infiltrée dans la substance osseuse et maxillaire et s'y sera formée une route quelquefois fort étendue. » Il raconte qu'il obtint la guérison d'une fistule datant de 14 ans, quoique la femme atteinte de cette affection « prît les conseils et les médicaments ordonnés par différents chirurgiens, dont aucun ne réussit, attendu que, pas un d'entre eux n'eut la pensée d'extirper la dent, et même ils s'accordaient tous à ne pas le faire. » — La racine de la dent arrachée se trouva corrodée, inégale et « couverte d'une sorte de matière pierreuse arrangée par lames. »

En 1810, Duval, dans son mémoire à la Faculté de Médecine de Paris, emploie, le premier, l'expression de fistule dentaire.

Puis successivement Boyer (1818), Choisy (1848), Chassaignac (1852), Velpeau s'occupent de la question.

Magitot, en 1867, démontre que les fistules dentaires sont consécutives à une périostite alvéolo-dentaire.

Roux de Meximieux, en 1872, donne des observations complètes et détaillées.

Puis en 1876, paraît la thèse de Pietkiewicz sur la périostite alvéolo-dentaire dans laquelle il développe, et complète les idées de son maître Magitot.

Nous arrivons enfin à la période tout à fait contemporaine où, outre les noms de Magitot et de Pietkiewicz, il faut ajouter ceux de Cruet, Gaillard, Ferrier, Gires, Pitsch, Rodier et de tant d'autres, dont les multiples travaux sur les fistules dentaires ont surtout paru dans la *Revue de Stomatologie*.

DÉFINITION

On désigne sous le nom de fistules d'origine dentaire des trajets anormaux s'étendant d'une dent ou de son alvéole à la muqueuse ou à la peau.

Il existe donc deux grandes divisions des fistules dentaires : les fistules muqueuses et les fistules cutanées, les premières étant de beaucoup les plus fréquentes.

Les *fistules muqueuses* s'observent aussi fréquemment à la mâchoire supérieure qu'à la mâchoire inférieure. Elles s'ouvrent, le plus souvent, à l'intérieur de la bouche, surtout dans le sillon gingivo-buccal, — mais le trajet fistuleux peut suivre les chemins les plus compliqués, s'ouvrir fort loin de la dent, point de départ de l'infection, voire à une muqueuse autre que la muqueuse buccale, muqueuse du sinus, muqueuse nasale, muqueuse pharyngienne.

Les *fistules cutanées*, beaucoup plus fréquentes à la mâchoire inférieure qu'à la mâchoire supérieure, nous verrons plus loin pourquoi, ont été divisées en :

1° labiales et nasales ;

2° jugales ;

3° temporales ;

4° mentonnières et sushyoïdiennes ;

5° parotidiennes et massetérines ;

6° cervicales.

Disons de suite que les fistules mentonnières sont celles que l'on observe le plus souvent.

Enfin, suivant que le trajet fistuleux s'ouvre par un ou plusieurs orifices, on a divisé les fistules cutanées en simples et multiples.

ÉTIOLOGIE

La seule et unique cause qui détermine la for-
mation d'une fistule dentaire est l'infection, que
cette infection ait un point de départ purement dentaire ou encore alvéolaire.

La fistule ne pourra se produire que s'il y a
périostite alvéolo-dentaire chronique, ou plus exactement une arthrite alvéolo-dentaire, primitive ou
secondaire.

On s'explique facilement l'infection alvéolo-dentaire quand une carie profonde a détruit une partie
de la dent, que les racines, puis l'apex enfin, ont
été envahies par les microorganismes.

Le périoste est infecté et le pus collecté cherche
à se trouver une issue.

Mais d'autres fois, la porte d'entrée est minime
ou peu visible, carie du collet dissimulée sous la
gencive, carie située sur la face latérale d'une dent

dans une bouche très étroite où les dents sont serrées. Parfois même il n'existe pas de carie et la dent présente seulement une petite érosion ou une fissure de l'émail d'origine physique ou chimique, et l'infection se fait alors, comme l'a montré Galippe, à travers les fins canalicules de la dentine. Il en est de même d'une dent dont la face triturante est usée.

A côté de ce point de départ purement dentaire de la fistule, cette dernière peut reconnaître une origine alvéolaire; l'infection atteignant primitivement l'alvéole. L'abcès se forme alors entre la dent et l'alvéole, et le pus peut s'ouvrir au dehors sans que la dent participe à l'infection. Mais c'est là un fait exceptionnel, la dent finissant presque toujours par être infectée secondairement « a retro. » Si par hasard la dent ne se trouvait pas infectée, le pus fuserait plutôt entre la paroi alvéolaire et la dent, sans déterminer une fistule.

Les causes qui peuvent occasionner une infection de l'alvéole tiennent, les unes, à une cause buccale, gingivite, pyorrhée alvéolaire, éruption de dent de sagesse encapuchonnée, les autres à des corps étrangers : arête de poisson, tartre, d'autres encore à un traumatisme, luxation d'une dent ; disons enfin que l'on a pensé également à des arthrites infectieuses alvéolo-dentaires à point de départ rhumatismal, diabétique ou dues à des maladies infectieuses ou des fièvres éruptives.

ANATOMIE PATHOLOGIQUE
PATHOGÉNIE

Nous avons dit que les fistules muqueuses étaient
de beaucoup les plus fréquentes, cela se conçoit
aisément. Le pus, après avoir perforé la paroi
alvéolaire en suivant le trajet intra-alvéolaire d'ordinaire le plus court, s'ouvre un chemin beaucoup
plus facile dans la gencive ou le sillon gingivo-
buccal, où il ne rencontre pas d'obstacle à sa
marche.

Si les fistules cutanées sont plus souvent obser-
vées à la mâchoire inférieure, cela tient accessoire-
ment à la pesanteur, le pus descend plus facilement
qu'il ne monte, surtout quand il est obligé de se
tracer lui-même son chemin, mais avant tout aux
dispositions anatomiques des racines.

Presque toutes les racines de la mâchoire inférieure et, plus particulièrement, celles de la partie antérieure, descendent au dessous du repli muqueux gingivo-buccal et s'enfoncent profondément dans le corps même du maxillaire inférieur. Le pus, en suivant le chemin le plus court, passe donc à travers l'os même.

A la mâchoire supérieure, au contraire, le repli gingivo-buccal se fait au dessus de l'extrémité des racines.

Mais ce ne sont là que des règles générales théoriques qui subissent de nombreuses exceptions.

Au point de vue spécial qui nous occupe pour l'instant, le traitement radical des fistules odonto-pathiques, l'anatomie pathologique du trajet présente peu d'intérêt, il nous suffit de savoir que ce trajet peut être aussi capricieux qu'il est possible de l'imaginer et de dire que certaines parties osseuses peuvent être nécrosées et causer une difficulté de plus pour le traitement. Empressons-nous de dire, de suite, que les cas de nécrose considérable laissant des esquilles septiques multiples sont très rares.

Il nous est utile de savoir que l'alvéole est diminuée de hauteur, qu'elle est parfois élargie et remplie de pus Le ligament alvéolo-dentaire est souvent détruit sur une longueur de 2 à 3 millimètres Quant à la dent elle-même, on trouve toujours sur l'émail une fissure qui permet de constater la porte d'entrée de l'infection, si une carie profonde n'existe pas.

La pulpe est détruite ; à sa place, existe une bouillie noirâtre d'odeur infecte, le sang de la pulpe, décomposé, a pénétré dans les canaux de l'ivoire et contribue à donner à la dent son aspect grisâtre caractéristique.

La racine est surtout atteinte, elle est le plus souvent garnie de fongosités et l'apex est mis à nu.

C'est surtout l'infection de l'apex qui est le point de départ de tous les accidents. Nous verrons plus tard, que sa désinfection complète ou sa suppression suffisent pour amener la guérison.

DIAGNOSTIC ET PRONOSTIC

Nous ne voulons pas faire le diagnostic différentiel des fistules dentaires, nous allons nous contenter d'indiquer rapidement le diagnostic positif.

Il se base sur l'examen du siège de la fistule et sur l'exploration buccale.

Les commémoratifs, la présence simultanée d'une fistule buccale muqueuse et de dents cariées imposent le diagnostic.

Ce dernier ne présente de réelles difficultés que si l'on se trouve en présence d'une fistule cutanée et d'une bouche dont les dents semblent saines au premier abord.

C'est dans ce cas là surtout qu'il faudra explorer minutieusement le trajet de la fistule avec une sonde qui mènera sur la surface dénudée de la racine. Un excellent moyen est celui indiqué par le Dr Pietkiewicz, introduction d'un mince fil de plomb dans la fistule et radiographie.

Par ce procédé, on peut ainsi éviter une erreur de diagnostic portant non seulement sur la nature de la fistule, mais encore sur la dent cause de la fistule (Observat. XXII).

Enfin il ne faudra pas oublier d'examiner consciencieusement les dents. La dent malade a perdu sa couleur normale, elle est devenue terne, sa teinte varie du violet au noir, ou si elle l'a conservée, en introduisant dans la bouche du malade une petite lampe électrique ou plus simplement un thermocautère, on constate que les dents saines sont transparentes, et qu'au contraire la dent malade est plus ou moins opaque. A la percussion cette dernière est souvent douloureuse, elle est fréquemment douée d'une mobilité anormale et il est même possible d'entendre une sorte de crépitation, due au frottement de deux surfaces éburnées en contact, ce dernier signe a été décrit par le Dr Robin.

En résumé, le diagnostic est souvent facile à faire et en tout cas toujours possible.

Le pronostic des fistules dentaires est d'ordinaire bénin. S'il s'agit de fistules muqueuses, elles gênent parfois si peu le malade qu'il ne s'en aperçoit même pas. Il n'en est pas de même si la fistule laisse suinter en abondance du pus dont la présence continuelle peut déterminer des accidents du côté de la bouche, du système digestif et respiratoire.

S'il s'agit enfin de fistules cutanées uniques ou multiples, il est inutile d'insister sur les graves inconvénients que présente une telle infirmité.

Mais disons bien vite, que si le diagnostic est bien fait et surtout si un traitement approprié est institué, on peut garantir, et d'une façon formelle, la guérison rapide et définitive de toutes les fistules, quels que soient leur nombre et leur ancienneté (Observations I-IV).

TRAITEMENTS
AMENANT LA CURE RADICALE
DES FISTULES D'ORIGINE DENTAIRE

Nous allons aborder maintenant le sujet même de ce travail, nous allons étudier les différents procédés qui permettent d'amener la cure radicale des fistules dentaires et qui dérivent tous du même principe : supprimer la cause unique de l'accident : l'infection. Nous les avons groupés, un peu artificiellement peut-être, en deux grandes classes : les procédés de force et les procédés de douceur.

Parmi les premiers nous mettons :

L'extraction ;

La greffe par restitution après résection de l'apex infecté ;

La trépanation de l'alvéole permettant d'arriver directement sur l'apex et de le réséquer.

Parmi les seconds, nous plaçons :

Les injections de liquides antiseptiques par le canal de la dent, trépanée ou non, dans le trajet fistuleux.

Chacun de ces procédés a son indication particulière, chacun d'eux correspond à des cas bien définis, et tous, appliqués avec à propos, amènent au même résultat qui est la cure radicale des fistules odontopathiques.

Nous ne saurions trop nous élever, avec énergie, contre la pratique si souvent employée, qui consiste à curetter le trajet de la fistule, quand on ne pousse pas l'inconséquence jusqu'à pratiquer la résection d'une partie du maxillaire.

Toutes ces opérations, dangereuses et douloureuses, amènent rarement à la guérison de la fistule, laissent parfois des cicatrices hideuses et indélébiles et sont toujours inutiles pour ne pas dire nuisibles (Obs. X, XI, XX, XXI).

Disons enfin que les traitements que nous allons décrire sont faciles à appliquer, qu'ils sont à la portée de tous les médecins, et qu'ils ne nécessitent enfin qu'un outillage très restreint.

Qu'on nous pardonne d'insister si longuement sur ce point, l'inutilité d'une intervention chirurgicale, curettage ou résection ; mais c'est qu'il nous a été si souvent donné de voir dans les consultations des hôpitaux, aussi bien d'ailleurs qu'en clientèle, des malades véritablement estropiés par des traitements inefficaces, pénibles et inutiles !

PROCÉDÉS DE FORCE

EXTRACTION

Nous ne décrirons pas l'avulsion des dents, c'est là une manœuvre trop connue pour qu'il soit besoin d'insister.

C'est une opération, qui, dans le cas de fistules dentaires, donne rapidement de très bons résultats et là plus que partout ailleurs le proverbe est exact : « sublata causa tollitur effectus. » (Observat. I).

Il faut, après avoir pratiqué l'avulsion de la dent, faire de grands lavages antiseptiques avec une seringue ou une poire à main.

Ces lavages, auxquels on adjoint, surtout quant il sort une certaine quantité de pus par l'alvéole, quelques attouchements à la teinture d'iode, permettent l'antisepsie du milieu infecté et favorisent la guérison.

Mais l'extraction n'est qu'un procédé d'exception qui n'est autorisé que dans certains cas fort rares, car il expose à de gros inconvénients.

Il y a d'abord la perte d'une dent et tous les accidents au point de vue de la mastication et de la digestion que cette suppression entraîne.

En outre, l'affaissement de la gencive, due à la résorption alvéolaire, entraîne le déchaussement et parfois la chute des dents voisines.

Il vaut donc mieux faire tout son possible pour conserver la dent, même profondément cariée, ou tout au moins ses racines, ce qui évite d'abord l'affaissement de la gencive et ce qui plus tard permet, s'il y a lieu, de placer une dent à pivot.

L'extraction est cependant indiquée dans les cas où il est évident que la carie est si profonde, les racines si infectées, qu'il n'y a aucune chance de les désinfecter et de les conserver (Obs. III).

C'est encore la méthode de choix, quand on se trouve en présence de débris de racines qu'il n'y a aucune utilité à garder.

Enfin l'avulsion est encore à recommander, quand on se trouve en présence d'un enfant dont les dents de sagesse n'ont point encore fait leur apparition et dont la bouche fort étroite, les dents très serrées, permettent de prévoir des accidents et des complications graves au moment de la poussée des dernières dents définitives : on supprime la fistule dentaire, on évite les accidents futurs et l'on n'a pas à craindre les vides inesthétiques de la bouche (Obs. II).

Mais en dehors des cas que nous venons d'indiquer, l'extraction est à rejeter. Ce n'est qu'un pis aller auquel il faut beaucoup préférer les procédés qui permettent de conserver la dent et ses fonctions.

GREFFE PAR RESTITUTION
APRÈS RÉSECTION DE L'APEX INFECTÉ

Dans sa thèse inaugurale (p. 108), le Dr Pietkiewiez a dit comment la lecture d'une observation du Professeur Alquié (Obs. V), et le fait de
la résection de la racine d'une canine dans un
cas de nécrose partielle du maxillaire et de fistules
muqueuses suivie de réimplantation, l'avaient amené
à demander à son maître, le Dr Magitot, de vouloir bien essayer de ce procédé sur le Dr C. B.
(Obs VI). Mais il n'a pas dit la résistance que lui
avait alors opposé Magitot. Nous lui avons souvent entendu raconter l'insistance qu'il lui avait
fallu mettre et la pression qu'il avait dû exercer
sur Magitot pour le décider. C'est donc, en toute
justice, au Dr Pietkiewiez que revient le mérite
d'avoir fait passer cette opération dans la pratique
courante. Quoi qu'il en soit, le succès qui suivit
cette intervention amena le maître et l'élève à la
répéter maintes fois et ils furent suivis dans cette
voie par de nombreux imitateurs.

Soins antiseptiques. — Dans les pages suivantes de sa thèse, le Dr Pietkiewicz a tracé les règles de la résection radiculaire et de la greffe par restitution, mais si le manuel opératoire n'a pas varié dans ses grandes lignes, les progrès de la chirurgie générale, l'avènement heureux et l'introduction de l'antisepsie et de l'asepsie dans toutes les branches de la chirurgie ont tellement bouleversé les méthodes anciennes, modifié et amélioré tous les procédés, que ce serait une véritable trahison filiale de reproduire ces lignes écrites il y a bientôt trente ans,

Je dois dire de suite que s'il n'y a pas de règles spéciales à la chirurgie buccale pour assurer l'asepsie des mains de l'opérateur d'abord, des instruments, liquides et pansements employés, les soins habituels à la chirurgie générale pour assurer l'asepsie du milieu opératoire seraient tout à fait insuffisants pour le milieu tout particulièrement septique dans lequel nous opérons.

Il faut d'emblée, avant l'opération, avoir recours aux procédés antiseptiques, en exagérer l'emploi et bien se mettre en tête que, malgré toutes ces précautions, malgré cette exagération même, nous n'arriverons jamais qu'à une asepsie très relative de la bouche et que nous devons faire tous nos vœux pour tomber sur un malade aseptique. Si l'on a un peu de temps devant soi, il sera donc bon, les jours qui précèderont l'opération, de faire savonner plusieurs fois par jour les dents avec une brosse un peu dure et brosser ensuite avec une poudre alcaline et antiseptique, contenant, par exemple, du borate de soude et du chlorate de potasse.

Le malade se fera en même temps des lavages avec de l'eau bouillie fortement alcoolisée, chaude et antiseptique, soins qu'il faudra surtout faire prendre aux derniers moments.

Instrumentation. — Il faudra faire une provision de serviettes, linges, morceaux de gaze, de boulettes de coton hydrophile de grosseurs différentes, le tout soigneusement désinfecté à l'étuve, passé à la vapeur d'abord, si votre outillage vous le permet, et séché ensuite.

Vous aurez besoin d'un assortiment de fraises, de forets, de petites limes, de lames de scie. Prenez des instruments neufs, bien effilés, bien tranchants, prenez-en plus qu'il n'en faut, le traitement que vous leur faites subir ne les abîmera pas pour l'avenir et vous éviterez l'ennui de manquer de l'instrument convenable au moment où vous en aurez besoin. Une fraise, une scie peuvent se casser, le petit tenon, qui retient les lames

de scie sur le manche, se détache assez facilement et, faute d'en avoir plusieurs toutes prépa-
rées vous voilà arrêté, ou obligé de prendre une
lame quelconque que vous désinfecterez alors rapidement, insuffisamment, risquant ainsi de compromettre le succès de votre greffe, par manque de
prévoyance. Le plus simple est de faire bouillir
longuement tous ces instruments dans de l'eau
additionnée d'un peu de carbonate de soude. Il
est commode pour cela de faire faire un petit
panier de toile métallique dans lequel on place
les instruments ; au dernier moment, à l'aide d'une
pince, on retire le petit panier et on le met sous
ses yeux, à portée de la main, dans un vase peu
profond contenant une solution antiseptique. Vous
prenez les mêmes précautions pour tous les instruments dont vous pouvez avoir besoin : excavateurs,
curettes, spatules et fouloirs, qui vous serviront à
obturer plus tard la cavité de la carie, la chambre
pulpaire et le canal ou les canaux dentaires. En
un mot, tout ce dont vous pouvez être appelé à
faire usage, doit être propre et rigoureusement
aseptique.

Extraction. — Comme l'a recommandé le D[r]
Pietkiewicz, l'extraction, dans ce cas, doit être faite
avec beaucoup de précautions afin de produire le

moins de traumatisme possible, de réduire autant
que faire se pourra, les déchirures des parties
molles, d'éviter toute fracture de la racine et de
l'alvéole, ainsi que des lésions du collet de la dent
au niveau du point d'application des mors du
davier, lésions qui peuvent facilement plus tard
devenir le point de départ de caries nouvelles.

Aussitôt la dent enlevée, vous bourrez l'alvéole
avec une ou plusieurs des boulettes de coton hydrophile, dont nous avons parlé, vous supprimez
ainsi tout écoulement de sang, vous n'avez plus
à vous occuper de votre patient, libre de faire
ce qu'il veut, pendant que vous vous livrerez sur
sa dent à toutes les manœuvres de résection, de
désinfection, de réparation que vous jugerez con-
venables.

Résection de l'apex. — Aussitôt extraite, vous
avez eu la précaution de déposer votre dent sur de
la gaze pliée en plusieurs doubles, bouillie, désin-
fectée, vous l'enveloppez avec soin et la placez dans
un vase d'eau stérilisée et un peu chaude. Votre
malade s'est lavé la bouche, vous n'avez pas
d'hémorrhagie à craindre, votre dent est à l'abri
de l'air dans un bain aseptique, vous pouvez prendre tout votre temps, disposer ce dont vous aurez
besoin tout à l'heure. Vous retirez alors votre dent

de sa compresse. Comme vous avez fait ce qu'il fallait pour rendre vos mains aseptiques, vous pourriez peut-être la saisir avec vos doigts, mais il est de plus saine pratique encore, je crois, de la tenir enveloppée dans un morceau de gaze préparée, ne laissant à découvert que la partie sur laquelle vous voulez agir.

La portion infectée du sommet, facilement reconnaissable, et peu étendue, le plus souvent ne dépasse pas de 1 à 4 millimètres, mais peut quelquefois être beaucoup plus considérable, et nous donnons l'observation d'un cas dans lequel la partie atteinte l'était sur une hauteur de 7 millimètres, ce qui, du reste, n'empêcha nullement le succès définitif, mais obligea seulement à maintenir en place la ligature un peu plus longtemps que d'ordinaire (Observ. VII).

Au début, la résection de la partie nécrosée se faisait tout simplement avec une pince coupante, la pince de Liston, par exemple. Cette façon de procéder est défectueuse, la section n'est pas nette, il y a souvent de petites fractures qui font que le bord n'est plus intact, mais présente des encoches, des lacunes plus ou moins profondes, dépourvues de périoste, points par lesquels débuterait plus ou moins vite une résorption radiculaire, qui pourra s'étendre ensuite et faire que la dent réimplantée tombera quelques mois ou quelques années après, comme on en a cité d'assez nombreux exemples De petits fragments du bord peuvent aussi être retenus par le périoste, passer ainsi inaperçus et exposer aux mêmes inconvénients. La section doit se faire à l'aide d'une petite scie à manche métallique, dont il est facile de changer les lames à dents fines et serrées. Vous pouvez aussi donner à votre section, beaucoup plus facilement qu'avec la pince, la direction que vous voulez, car il est fréquent de voir la partie infectée ne pas présenter la même hauteur sur les parties différentes de la racine : c'était le cas dans notre observation.

A l'aide d'une petite lime très douce vous polissez ensuite la surface de section et adoucissez ses bords.

Avec des excavateurs, des curettes et surtout des fraises montées sur le tour à fraiser, vous nettoyez minutieusement la cavité de la carie, lorsque l'infection s'est faite par une cavité préexistante.

Avec des forets, des fraises à fissures de forme et de dimension variées vous élargissez les canaux, en faites l'asepsie mécanique pour ainsi dire. Au cours de ces manœuvres vous poussez de temps à autre une forte injection antiseptique à travers les parties que vous venez de nettoyer, pour les débarrasser de tous les débris infectés, injections que vous ferez encore avec plus de soin, quand vous jugerez que cette première partie de votre œuvre est achevée.

Vous sécherez alors votre cavité, d'abord avec des boulettes stérilisées de coton absorbant, vos canaux à l'aide de coton enroulé sur de petits équarrissoirs, puis vous sécherez ensuite le tout avec un instrument à air chaud ou par la chaleur rayonnante avec des pointes de platine portées au rouge blanc. Le séchage des canaux peut aussi se faire facilement à l'aide des aiguilles de Saladin. Il n'y a aucun danger, il y a même avantage à chauffer un peu fortement, vous contribuez, ce faisant, à la désinfection de la dentine et de ses canalicules.

J'ai dit, tout à l'heure, qu'il fallait, pour en assurer la désinfection, élargir les canaux dentaires. La chose est facile dans les dents à racine unique, même dans les dents à racines multiples, lorsque les racines et les canaux ont leur dimension normale, mais elle devient délicate lorsqu'une racine, au lieu d'un seul canal, en présente deux très minces, très étroits, capillaires presque. Vous devez craindre de déterminer des fissures ou même de détacher une partie des parois de ces canaux, accident qui n'empêchera pas votre greffe de réussir, mais qui compromettra singulièrement la durée de son maintien dans la bouche de votre malade.

Obturation. — Vous devez maintenant procéder à l'obturation de la cavité creusée par la carie préexistante, ou que vous avez été amené à pratiquer vous-même, quand il n'y avait pas de carie, pour assurer le nettoyage et l'asepsie de la chambre pulpaire et des canaux.

Pour ce faire, toutes les substances obturatives sont bonnes : or, amalgame, ciment porcelaine employés seuls ou concurremment, pourvu que vous preniez toujours les mêmes précautions de propreté.

La forme de la cavité, la place de la dent sur l'arcade dentaire, le plus ou moins de résistance de l'organe, les considérations esthétiques détermineront votre choix.

Les premières greffes qui furent ainsi faites sans se préoccuper davantage des canaux que l'on laissait vides, donnèrent de bons résultats, mêlés cependant de quelques déboires, mais il est incontestable qu'il est de bonne pratique, et beaucoup plus d'accord avec les idées modernes, d'obturer aussi ces canaux. Le ciment que nous trouvons chez nos fournisseurs habituels nous paraît la substance préférable à toute autre.

Réimplantation et soins consécutifs. — La dent est maintenant toute préparée, vous n'avez plus qu'à lui faire reprendre sa position primitive. Placez-la cependant avec soin dans une compresse aseptique et tiède, bien à l'abri de toute infection, puis vous retirez d'abord les boulettes de coton dont vous avez tamponné l'alvéole aussitôt après l'avulsion. Il est bien rare, exceptionnel même, qu'à ce temps de l'opération vous n'ayez pas une petite hémorrhagie. En tamponnant l'alvéole, vous n'avez pas en effet supprimé l'écoulement sanguin, vous l'avez seulement retardé, remis à un moment moins gênant. Pratiquez des injections chaudes et antiseptiques pour empêcher des caillots de se former dans l'alvéole. Le plus souvent l'hémorrhagie s'arrête après quelques lavages ; si elle persistait cependant, prenez-en bravement votre parti, et, après une dernière injection, mettez vite votre dent en place, vous faites ainsi le tamponnement le plus exact qu'il soit possible de l'alvéole et arrêtez net l'écoulement du sang.

Quand la résection de la racine a été un peu importante, la dent est d'abord extrêmement mobile, s'il s'agit d'une dent de côté et que la dent antagoniste existe, il y a tout avantage cependant à ne mettre ni ligature ni appareil de contention. Malgré les lavages, les soins de propreté les plus

minutieux, les fils, même imputrescibles, comme
le crin de Florence ou les fils d'argent, retiennent
toujours quelques saletés, sous leurs anses ou leurs
nœuds, au contact de la gencive décollée et sont
une menace d'infection. Il faut recommander à votre
opéré de prendre quelques précautions pour ne pas
trop ébranler sa dent, lui dire de rapprocher ses
mâchoires, de les serrer légèrement de façon à bien
maintenir sa dent, à l'empêcher d'être repoussée
de l'alvéole et de dépasser le niveau des voisines.
Pour les dents antérieures, au contraire, canines et
incisives, celles que nous opérons le plus souvent,
il est presque indispensable de mettre une ligature,
au moins lorsque les rapports sont normaux, qu'elles se croisent comme deux lames de ciseaux, que
les dents des deux mâchoires ne se trouvent pas
bout à bout. Dans ce cas, ne pas mettre une ligature, c'est de gaieté de cœur s'exposer à voir tomber
la dent greffée ou prendre une position anormale
en dehors du niveau de l'arcade dentaire. Les ligatures les plus simples sont les meilleures. Nous
conseillons d'employer pour cela le crin de Florence
imputrescible et invisible, ou le fil d'argent facile
à manier et à l'aide duquel vous pouvez aisément
assurer la stabilité absolue de votre greffe, en
comprenant dans votre ligature les dents voisines,
prenant ainsi un point d'appui solide et résistant.

La façon de faire les ligatures varie avec les opérateurs ; tous les procédés sont bons dès qu'ils assurent l'immobilité pendant le temps voulu. Quelle que soit la substance choisie, vous avez, bien entendu, fait tout le nécessaire pour assurer son asepsie.

Une fois votre ligature terminée, vous faites dans toute la bouche, entre tous les interstices, mais surtout au niveau de la dent greffée, des injections antiseptiques chaudes, poussées fortement.

Enfin, vous imbibez un petit plumasseau d'ouate hydrophile stérilisée dans une solution saturée de borate de soude ou de chlorate de potasse, ou dans un liquide antiseptique et vous l'appliquez sur la gencive entre la lèvre et la joue, maintenant ainsi en permanence au niveau et au contact de la partie lésée une sorte de cataplasme chaud et antiseptique. Il ne faut employer pour cet usage que des liquides antiseptiques alcalins pour ne pas compromettre l'avenir des dents de votre opéré. Il était de règle, autrefois, pour les lavages, les injections, etc ..., de recommander l'usage de liquides froids, voire même glacés, pour prévenir toute réaction inflammatoire ; maintenant, au contraire, nous conseillons l'emploi de liquides chauds, aussi chauds que possible, dont le professeur Reclus en particulier a démontré tous les avantages.

Autant que possible, il faut voir son opéré quotidiennement les premiers jours qui suivent l'opération, afin de faire soi même, dans sa bouche, les injections qui débarrasseront les interstices et la ligature de toutes les impuretés, de tous les produits septiques que des lavages et des bains de bouche pratiqués par votre client seraient impuissants à chasser. Opérant ainsi, on n'a jamais à craindre ni réaction, ni infection consécutive.

En insistant sur des précautions si minutieuses, si nombreuses, nous nous exposons évidemment au reproche d'exagération. Sans doute il est possible de réussir sans cela, on connaît des exemples de greffes pratiquées avec succès dans les bouches les plus sales, avec des dents tombées à fond de cale d'un navire, ou sur le parquet d'une chambrée, conservées ensuite pendant des heures dans une poche très peu aseptique. Cela ne prouve qu'une chose, c'est que, ce jour là, on a eu la chance de tomber sur un malade aseptique, et ce n'est pas une raison pour recommander le procédé, sachant ce que nous savons maintenant sur la présence et le rôle des germes et connaissant toute l'importance, pour les combattre, des moyens mis à notre disposition par les recherches bactériologiques et la pratique de nos maîtres en chirurgie.

Dans son cours d'anatomie, quand le professeur Sappey arrivait à la description du péritoine, il avait, paraît-il, pour habitude de raconter que pendant qu'il faisait un séjour à la campagne, dans un coin perdu, il avait été appelé à donner d'urgence ses soins à un vacher qu'un taureau avait éventré à coups de cornes, traîné le ventre ouvert à travers la cour de la ferme, dans le fumier et les excréments de tous les animaux de la basse-cour. Ne pouvant faire mieux, il avait fait porter le blessé dans l'auge de pierre où venaient boire les bestiaux de la ferme, avait lavé le tout : intestins, péritoine, paroi abdominale à grand renfort d'eau, tant bien que mal avait remis les choses en place, recousu la paroi et fait reporter l'éventré dans son lit. La guérison fut aussi rapide et complète que possible, sans le moindre accident. Ce fait, et d'autres encore, ont-ils empêché la chirurgie abdominale devenue à la fois si audacieuse et si sûre de mettre à contribution toutes les découvertes modernes ? Pour des faits semblables à celui du professeur Sappey, renoncerait-on à s'entourer de toutes les garanties de l'asepsie rigoureuse, dont on donne l'exemple dans nos services hospitaliers et ne regarderait-on pas plutôt comme criminel, celui qui, à l'heure actuelle, pratiquerait la chirurgie comme on la pratiquait il y a un siècle ?

Qu'il s'agisse de la bouche ou du ventre, les principes sont les mêmes, les précautions doivent être les mêmes.

Sans insister de nouveau et plus que de raison sur la crainte que doit nous inspirer le milieu éminemment septique où nous opérons, il faut nous bien persuader que du moment où nous portons atteinte à l'intégrité des tissus, quels qu'ils soient, d'un être vivant, nous l'exposons à tous les dangers de l'infection, que nous devons faire tous nos efforts pour la prévenir, mettre en œuvre pour cela tous les moyens en notre pouvoir ; bien savoir enfin que dans la pratique il n'y a pas à proprement parler de petite chirurgie.

Indications et contrindications. — Cette opération, la greffe par restitution, peut se pratiquer avec égal succès sur toutes les dents. Il est évidemment préférable de l'entreprendre en dehors de tout état aigu, mais lorsque la nécessité vous force à intervenir rapidement, un état aigu, même grave, n'est pas une contrindication absolue. Le Dr Cruet et le Dr Pietkiewicz ont opéré et réussi des greffes en plein phlegmon.

Elle est indiquée dans les fistules à trajet en

partie sous-muqueux, dans celles aussi où il existe
de longs trajets contournés allant s'ouvrir fort loin
de leur point d'origine, dans les cas encore où il
existe de grands décollements de la muqueuse
déterminés par une poche purulente (Obs. VII).
Dans ces cas, en effet, il ne serait pas sans danger d'injecter par le canal radiculaire une grande
quantité d'un antiseptique énergique qui pourrait
provoquer des phénomènes de réaction locale
graves et d'intoxication générale.

RÉSECTION DE L'APEX
APRÈS TRÉPANATION DE L'ALVÉOLE

En bonne logique, nous aurions dû, dans l'étude du traitement des fistules dentaires, procéder du simple au composé : après avoir mentionné brièvement et rejeté, en principe, l'extraction, décrire, en détail, les injections antiseptiques, donner les indications et les règles de la résection du sommet radiculaire par trépanation alvéolaire et finir par le procédé, plus compliqué, de la résection de l'apex infecté suivi de greffe par restitution. Si nous avons fait le contraire, et commencé par le procédé le plus complexe, c'est que nous y trouvions cet avantage, d'exposer de suite, et dans tous leurs détails, les principes qui doivent nous servir de règles pour toute intervention buccale et que pour les autres procédés, il ne nous restait plus qu'à parler du manuel opératoire particulier, laissant, à chacun, le soin de prendre dans la description du traitement par la greffe ce qui peut et doit s'appliquer à la trépanation et aux injections.

Nous avons déjà dit, comment la résection d'une racine, dans le cas d'une femme dont nous avons relaté l'observation (Obs. II) avait amené le Dr Piet-kiewicz, à reprendre l'opération d'Alquié. Ce fait lui suggéra aussi l'idée de pratiquer sur place la résection des parties radiculaires infectées, sans extraction préalable. Et il avait réalisé et pratiqué souvent déjà cette intervention lorsque l'éminent et ingénieux praticien de Lyon, le Dr Claude Martin, indiqua aussi ce procédé et présenta pour l'exécuter des instruments spéciaux qu'il avait imaginés.

Indications et contrindications. — Le grand avantage de cette opération est de laisser la dent en place, de ne pas rompre ses adhérences à l'alvéole, de maintenir dans toute son intégrité, toute la portion non infectée du ligament alvéolo-dentaire. Mais à côté de ces avantages incontestables, on a le grand inconvénient de ne pouvoir « de visu » juger des limites du mal, de s'exposer à faire une résection insuffisante ou exagérée, de laisser, sans pouvoir l'atteindre au fond de la plaie alvéolaire, un canal infecté, ouvert, à moins que vous n'y puissiez pénétrer par la cavité d'une carie ou d'une trépanation de la couronne qui vous permettra bien de nettoyer, désinfecter, obturer votre canal, mais moins sûrement que lorsque vous tenez en mains votre dent. Toutes ces manœuvres dans la bouche sont toujours fatigantes pour le patient, trop prolongées pour être faites avec le concours d'une anesthésie de courte durée. Il faudrait donc réserver cette opération aux cas particuliers, où l'ouverture de la fistule se fait directement sur la racine atteinte, dans le voisinage du sommet dont la lésion paraît limitée. L'emploi de ce procédé est particulièrement avantageux aussi, quand vous avez affaire à une grosse molaire, à une molaire supérieure par exemple, dont une seule racine externe est en cause, alors que les deux autres se trouvent indemnes. Votre intervention et la mutilation de la dent sont alors aussi réduites que possibles.

Manuel opératoire. — Si l'ouverture de la fistule est insuffisante, à l'aide du galvano-cautère, de préférence, vous détruisez la gencive de façon à découvrir un peu largement la paroi alvéolaire. Celle-ci peut quelquefois être suffisamment détruite, résorbée à ce niveau pour que vous puissiez atteindre immédiatement la racine. Si la paroi alvéolaire est conservée au contraire, n'offre que de petits pertuis, ou comme il arrive quelquefois une série de petits pertuis filiformes qui la criblent, vous la trépanez avant de vous attaquer à la racine.

Pour pratiquer cette trépanation, on se sert

tout simplement des trépans de dimensions variées, mais toujours assez peu considérables, que l'on trouve chez les fournisseurs spéciaux, et qui se montent sur le tour.

Quand l'application se fait tout à fait au niveau du sommet de la racine, l'apex se trouve détaché du coup. Il reste souvent dans la couronne même du trépan, en tout cas il est facile d'aller le chercher et le faire sortir à l'aide d'un excavateur ou d'une petite curette.

Quand votre intervention se fait sur un point plus éloigné de l'apex, alors que le diamètre de la racine est plus considérable que celui du trépan, vous commencez à enlever à ce niveau, à l'aide de la couronne de trépan la plus large que vous possédez, un cylindre taillé dans l'épaisseur de la racine, puis à l'aide d'une fraise coupe-émail, vous rompez ensuite les adhérences latérales du sommet au reste de la racine, et vous n'avez plus qu'à retirer votre sommet, comme vous avez fait dans le cas précédent, par l'ouverture pratiquée dans la paroi alvéolaire et à le faire sortir.

Les dégâts opératoires, déterminés de cette façon, sont peu importants et nous ferons aux trépans construits d'après les indications du docteur Claude Martin le reproche de les exagérer outre mesure.

Les suites de cette intervention sont ordinairement très simples, plus simples encore maintenant qu'autrefois et toujours pour les mêmes raisons. Nous ne disons rien sur la façon de procéder au nettoyage, à l'asepsie, à l'obturation des canaux, il n'y a là rien de particulier. Nous ne disons rien non plus des soins consécutifs : il nous faudrait répéter ce que nous avons déjà dit antérieurement.

PROCÉDÉS DE DOUCEUR

Nous entendons, ainsi que nous l'avons déjà dit, par procédés de douceur ceux qui consistent à amener la désinfection totale de la dent et de la fistule, par des injections antiseptiques, poussées par le canal radiculaire.

Dans certaines fistules, à trajet court et direct, qui ne laissent suinter que peu de pus, on peut esssayer des procédés que nous allons décrire et qui dans les cas bénins amènent la guérison.

INJECTION OU VAPORISATION ANTISEPTIQUE
A FAIBLE DOSE PAR LE CANAL RADICULAIRE

Parfois il suffit tout simplement de nettoyer soigneusement la cavité de la pulpe et les canaux, et de laisser, dans ces derniers, une mèche de coton imbibée d'antiseptique, de mélange de formol et de créosote par exemple, pour voir cesser tout accident, dû quelquefois à la présence d'un petit débris de pulpe injectée à l'extrémité du canal.

Les docteurs Ferrier et Gires ont indiqué un procédé facile et qui n'est en somme qu'une injection de faible quantité d'antiseptique.

Après avoir rendu aussi aseptique que possible le canal radiculaire, on introduit dans ce dernier une mèche de coton hydrophyle, très fortement imprégnée d'un mélange de formol et de créosote, on obture ensuite la dent soit avec de la gutta-percha, soit avec du caoutchouc, puis, avec un fouloir, on presse lentement sur l'obturation.

Le liquide, fortement comprimé, abandonne en partie le coton, fuse dans le trajet de la fistule et vient sourdre à l'ouverture de celle-ci.

On conçoit qu'un pareil procédé, ne permettant l'injection que de quelques gouttes de liquide, ne peut être efficace que si le trajet fistuleux est unique et court (Observ. IX).

Nous en dirons autant de la méthode préconisée par le Dr Ovize, qui ne peut trouver son application que dans le cas de fistules semblables à celles dont nous venons de parler, et qui peut être également tenté avec quelque chance de succès, si l'on a affaire à une dent, une grosse molaire par exemple, dont la situation anatomique constitue une grande difficulté pour l'introduction de l'aiguille de Pravaz.

Cette méthode consiste, toujours après nettoyage et asepsie de la cavité pulpaire et de la partie du canal incriminé, à faire pénétrer aussi profondément que possible la pâte suivante :

> 2° Oxyde de zinc, trioxyméthylène. . 2 %.
> Trituré jusqu'à consistance avec
> créosote, formol . . . . ää

On obture ensuite avec un peu de ciment. Ce dernier durci, on chauffe la couronne de la dent jusqu'à ce que l'opération soit désagréable au patient. Il se dégage des vapeurs de formol et de créosote, qui suffisent pour aseptiser des fistules gingivales donnant lieu à peu d'accidents.

INJECTION D'UNE CERTAINE QUANTITÉ DE
LIQUIDE ANTISEPTIQUE, PRÉCÉDÉE OU
NON DE LA TRÉPANATION DE LA
DENT, DANS LA FISTULE, PAR
LE CANAL RADICULAIRE

Mais tous ces procédés ne sont en somme que des diminutifs de l'injection d'une quantité assez considérable d'antiseptique par le canal radiculaire, dans le trajet fistuleux, que cette injection ait été précédée ou non de la trépanation de la dent.

Cette méthode comprend quatre temps :

I. Ouverture de la dent permettant un accès facile dans le canal radiculaire.

II. Nettoyage de la pulpe et des canaux.

III. Injection antiseptique dans le trajet.

IV. Obturation.

I. Ouverture de la dent. — Si la dent, cause de la fistule, est cariée, que cette carie permette d'aborder facilement les canaux, il suffit d'agrandir la cavité et le calibre du canal radiculaire avec des fraises appropriées pour arriver immédiatement au second temps de l'opération (Observ. XIII).

Mais ce n'est que rarement que le cas se présente avec autant de simplicité ; beaucoup plus souvent, ou la carie siège à un endroit qu'il est difficile d'atteindre, ou elle ne permet pas d'aborder directement le canal radiculaire.

Très souvent aussi, surtout quand la dent incriminée se trouve être une incisive, ou une canine de la mâchoire inférieure, et nous avons vu que ce sont elles surtout qui déterminent des fistules mentonnières, la dent est saine en apparence, et ce n'est qu'après un examen très attentif, que l'on parvient à reconnaitre que c'est elle qui est la cause de tout le mal (Observ. X, XI, XVIII, etc.).

Dans ce cas, il faut trépaner la dent.

Trépanation de la dent. — Le lieu de trépanation varie suivant les dents et suivant les cas. Si l'on a affaire à une dent de devant, il vaut mieux au point de vue esthétique la trépaner sur sa face linguale un peu au-dessus du rebord gingival, sauf pourtant si le bord libre est un peu usé, dépourvu d'émail : dans ce cas on pénètre directement par la face triturante.

C'est aussi par cette face que l'on attaque les

molaires, ce qui permet d'aborder plus facilement les canaux.

Nous allons décrire le manuel opératoire de la trépanation, et nous prendrons comme exemple une incisive inférieure, atteinte de mortification de la pulpe sans lésion apparente de la dent, ayant donné lieu à une fistule mentonnière.

Il est bon d'opérer dans une bouche propre que l'on a préalablement débarrassée du tartre qui environnait les dents. Le malade devra, les jours qui précèdent l'opération, se nettoyer consciencieusement la bouche avec une brosse dure, de la poudre et des liquides antiseptiques.

On isole la dent et on la protège contre la salive qui peut gêner l'opération, en plaçant, en avant et en arrière, un morceau d'amadou, ou simplement un petit rouleau de coton.

La face linguale de la dent est nettoyée à l'éther, puis à l'alcool, avec une petite boulette montée sur une pince. On assèche la surface de l'émail par un courant d'air chaud, si les opérations précédentes n'ont pas contribué à donner complètement ce résultat.

Certains opérateurs touchent légèrement le point où va porter le trépan avec une goutte d'acide chlorhydrique ou sulfurique pour éroder un peu la surface de l'émail et faciliter le début de la trépanation.

Pour cette opération, on se sert tout simplement d'un petit foret triangulaire, étroit, ne devant guère avoir plus d'un millimètre de largeur. S'il était trop grand, on risquerait de faire éclater la dent, s'il était trop petit, l'ouverture serait insuffisante pour pratiquer ensuite le nettoyage de la pulpe et des canaux.

Ce foret est monté sur un tour à fraiser que l'on anime d'un mouvement de rotation rapide. On l'applique franchement, et en appuyant avec assez de force sur le point d'élection de la trépanation. Il faut avoir grand soin que le perforateur soit placé dans le prolongement du canal pour arriver directement dans celui-ci.

Dès que le foret a franchi l'émail, il est facile de se rendre compte d'une erreur de diagnostic, la sensibilité de la dentine avertit immédiatement l'opérateur qu'il fait fausse route. Il doit alors cesser de suite ses manœuvres et rechercher la dent malade avec soin.

L'entrée du foret, dans la dentine et dans la pulpe, doit donc se faire sans aucune douleur ; l'émail franchi, le foret ne rencontre plus de résistance et semble pénétrer dans un corps mou. On retire alors l'instrument et l'on est immédiatement frappé par l'odeur nauséabonde qui se dégage et qui s'explique par les fermentations anaérobies développées dans la pulpe. Quelquefois même, l'odeur est si vive qu'il est possible de la percevoir à distance. Souvent en retirant le foret une goutte de pus ou de liquide sanieux vient sourdre par l'orifice de trépanation.

II. Nettoyage de la pulpe et des canaux. — Ce temps est un des plus importants et des plus délicats de l'opération, il demande de l'habileté et de la patience.

Avec un tire-nerf barbelé on commence par enlever les gros débris de la pulpe sphacélée. Pour retirer les fragments plus petits, qui encrassent la cavité de la pulpe et le canal, on roule sur une sonde à canaux des petites mèches de coton hydrophile qui sont ensuite imbibées d'acide phénique dissous dans de la glycérine. Ces sondes sont introduites dans la cavité de la pulpe et poussées lentement dans le canal, tout en les faisant tourner entre le pouce et l'index. On recommence l'opération jusqu'à ce que les mèches reviennent propres. Il faut parfois répéter cette manœuvre dix ou vingt fois avant d'arriver au résultat désiré.

Il est une précaution qui ne doit pas être oubliée,

c'est de ne pas pousser brusquement la sonde dans le canal, les débris de pulpe étant alors refoulés dans ce dernier et l'obturant.

Si, par hasard, le canal radiculaire se trouvait trop étroit pour permettre l'introduction de la sonde, il suffirait de l'élargir avec un foret monté sur le tour à fraiser, à l'aide de fraises spéciales, dites fraises coupe-émail ou à fissures.

III. Injections antiseptiques par le canal radiculaire. — Ce temps de l'opération est celui auquel les deux autres n'ont fait qu'amener.

Il consiste simplement à pousser une injection antiseptique dans le canal radiculaire. On peut se servir d'une seringue de Pravaz ordinaire, de quelques centimètres cubes, sur laquelle on monte une aiguille courbe d'un calibre approprié. Nous donnons la préférence à la seringue que la maison Wulfing-Lüer à fait construire à cet effet, qui, outre qu'elle est entièrement en cristal, par conséquent facilement stérilisable, tient très bien en main et permet de pousser l'injection avec sûreté. Inutile de dire que seringue et aiguille doivent être parfaitement aseptiques.

A quel antiseptique allons-nous recourir : on peut dire qu'on les a tous essayés et que tous ont donné de bons résultats. On a employé: l'eau oxygénée (Obs. X), l'alcool à 95° (Obs. XIV), l'acide phénique en solution forte (Obs. XI, XII), des solutions de cristaux d'iode dans de l'acide phénique à 1/10, des liquides contenant parties égales de créosote de houille et de formol à 40 %, le chlorure de zinc, etc...

Nous croyons qu'il faut donner la préférence à un liquide, d'abord fortement antiseptique, et qui en outre soit un modificateur énergique du milieu.

Il semble, en effet, que dans la partie osseuse du trajet, le liquide détruit la cause et les produits de l'infection (Dr Sébileau), et que dans les parties molles, il exerce, en outre, une action sclérogène, qui détermine l'occlusion du trajet (Dr Robin). Aussi donnons-nous la préférence à la créosote de hêtre qui réalise toutes ces conditions et à l'actif duquel on ne relève jamais aucun insuccès après une seule et au maximum deux injections (Obs. XVI, XVII, XVIII, XIX.)

Tandis qu'il arrive, parfois, quand on se sert d'un antiseptique trop faible, comme l'eau oxygénée par exemple, que l'on soit obligé de renouveler l'opération à plusieurs reprises (Obs. X).

Avant de pratiquer l'injection, il est une mesure de précaution qu'il est très important de prendre : s'assurer de la perméabilité du conduit. Pour cela

il suffit d'injecter préalablement soit de l'eau bouillie, soit de l'eau oxygénée.

Pour pratiquer l'injection elle-même, il faut
introduire l'aiguille dans l'orifice de la trépanation,
après l'avoir préalablement entourée d'un peu de
coton hydrophile qui a pour but d'obturer complètement l'orifice dentaire, de coincer pour ainsi
dire l'aiguille et d'empêcher tout reflux du liquide
par cet orifice.

On doit pousser l'injection lentement, progressivement, mais avec force ; d'ordinaire, dès le premier centimètre cube, on voit sourdre à l'orifice
externe quelques gouttes de liquide, entraînant
avec elles des débris putréfiés.

Si l'injection ne passait pas immédiatement, il
ne faudrait pas s'en étonner outre mesure : on peut
se trouver en présence d'un coagulum quelconque
qui obstrue le canal et qui met un certain temps
à se laisser forcer, ou bien encore il peut exister
des diverticules qui retardent l'apparition du liquide.
Dans ces cas là, il faut continuer à pousser lentement le piston de sa seringue sans retirer l'aiguille
qui doit demeurer en place (Observat. XIII).

Dès que l'on s'est assuré de la perméabilité
du conduit fistuleux, on injecte de la créosote de
hêtre, jusqu'à ce que, à la vue ou à l'odeur (en
recueillant à l'orifice externe un peu de sérosité

sur un tampon d'ouate), on se soit assuré que le liquide a bien passé par toute l'étendue du trajet.

Pendant cette dernière injection, comme pendant tout le temps de l'opération, il est bon d'empêcher, comme nous l'avons déjà dit, la salive de gêner l'opérateur en isolant la dent avec de l'amadou ou des petits rouleaux de coton. Dans le dernier temps que nous venons de décrire, ils protègent également la muqueuse contre un suintement du caustique au niveau de l'orifice de trépanation.

IV. Obturation et suites de l'opération. — Il ne reste plus maintenant qu'à terminer l'opération par l'obturation de la dent.

Jamais cette obturation ne doit être définitive, elle doit toujours être provisoire, soit à la gutta-percha soit à la cire. Il peut toujours se produire une récidive les jours qui suivent l'opération, il est alors utile de pouvoir déboucher facilement la dent et refaire une nouvelle injection.

Quand plus tard, au bout d'un mois ou deux, on sera certain de la guérison définitive de la fistule, il sera alors temps d'obturer au ciment, ou avec de l'or.

Avant d'obturer à la gutta-percha, il faut laisser dans la cavité pulpaire et le canal radiculaire un antiseptique dont l'action prolongera les bons effets de l'injection.

On a préconisé de nombreuses pâtes.

Voici deux formules assez souvent employées :

2⟋ Iodoforme. . . . . .   } āā 3 parties.
   Oxyde de zinc . . . . .
   Trioxyméthylène. . . .   1 partie.
   Eugénol . . . . . .   Q. S.

Amener à consistance de pâte molle (Dr Gaillard).

2⟋ Formol. . . . .   5 gr.
   Essence de Winter Green . .   5 gr.
   Trioxyméthylène porphyrisé .   Q. S.

Pour pâte molle.

Ces pâtes présentent de nombreux avantages ; elles sont fortement antiseptiques, elles dégagent d'une manière lente et continue de l'aldéhyde formique, qui assure longtemps l'antisepsie du milieu, elles pénétrent enfin très facilement dans la cavité pulpaire et dans les canaux, et ce n'est pas là la moindre cause de leur vogue.

Mais il faut rejeter absolument l'emploi de ces pâtes qui présentent le très gros inconvénient d'obturer le canal radiculaire d'une manière à peu près définitive. Si, quelques années plus tard, il y a un réveil de l'infection à la suite d'une cause quel-

conque, il sera impossible de pénétrer dans le canal
radiculaire et d'en faire l'asepsie. Aussi doit-on de
beaucoup préférer une simple mèche d'ouate hydrophyle fortement imbibée d'un mélange de formol
et de créosote, qui jouit des mêmes propriétés que
les pâtes, qu'il est un peu plus difficile de mettre
en place, mais qui présente le grand avantage de
pouvoir être remplacée sans difficulté à la moindre
alerte.

L'orifice externe de la fistule préalablement
nettoyé et désinfecté est recouvert, soit par un
pansement aseptique, soit avec du collodion, soit
encore avec un petit fragment d'emplâtre antiseptique.

Quels sont les résultats obtenus par le procédé que nous venons de décrire?

Dès les premiers jours qui suivent l'injection,
l'écoulement de sérosité purulente par l'orifice
externe de la fistule diminue et ne tarde pas à
se tarir complètement. A la place de cet orifice,
siège une petite cicatrice aréolaire, rarement
adhérente, souvent presque invisible, si la fistule date de peu de temps et surtout si elle n'a
pas été curettée.

Chez une femme qu'une pareille cicatrice défi-
gurerait, il sera toujours possible plus tard de
pratiquer, soit une injection de paraffine, soit une

petite opération qui fera disparaître les traces inesthétiques de la cicatrice.

Complications. — Quelques complications peuvent survenir. Le liquide injecté ne sort pas par l'orifice cutané : on agit comme s'il était sorti et très souvent la fistule guérit définitivement. Dans le cas contraire, on emploierait un autre mode opératoire ; la greffe par restitution après résection de l'apex, l'une et l'autre méthode n'étant que l'application du même principe, deux procédés différents pour arriver au même résultat : la désinfection de l'apex.

Il arrive parfois que le liquide passe bien, que l'on affirme une guérison qui pourtant ne survient pas même après deux ou trois injections.

Dans ce cas, c'est que la dent trépanée n'est pas la seule qui ait déterminé la fistule, l'une de ses voisines aussi doit être incriminée et il suffit de faire subir le même traitement à la seconde dent pour voir rétrocéder tous les accidents (Observ. XXII).

Indications. — Le procédé que nous venons de décrire est le procédé de choix, dans les cas de fistules cutanées, et plus particulièrement quand on a affaire à une fistule qui reconnaît pour cause une lésion dentaire de la mâchoire inférieure.

Il réussira d'autant mieux que le trajet pathologique sera plus direct et aura moins de diverticules. Les fistules les plus anciennes sont justiciables du même traitement quel que soit leur âge et le pronostic reste tout aussi favorable (Observ. XV, fistule datant de 30 ans).

Contrindications. — Cette méthode possède cependant quelques contrindications qu'il est utile de connaître.

Si la fistule est muqueuse, qu'elle a un long trajet sous-muqueux, si surtout il existe un décollement plus ou moins vaste de la muqueuse et une poche purulente comme on en observe au maxillaire supérieur, à la voûte palatine, il faut bien se garder de pousser dans de pareils trajets une injection d'un liquide caustique, qui est susceptible d'entraîner des accidents nécrobiotiques graves.

Nous pouvons dire que, dans l'immense majorité des cas où l'on emploiera cette méthode, elle donnera des guérisons rapides et durables ; si quelques accidents ont pu être observés, c'est qu'ils se rapportaient à des fistules qui n'étaient pas justifiables de ce procédé et il reste alors à pratiquer la greffe par restitution, qui amène toujours la guérison.

Pour finir, je crois ne pouvoir faire mieux que de reproduire, en les modifiant un peu toutefois, les dernières lignes du traité de la périostite alvéolo-dentaire (p. 113) : « Quelle que soit sa forme, sa cause, quel que soit son siège, il est donc bien rare que la fistule d'origine dentaire se trouve au-dessus des ressources d'une thérapeutique bien conduite, c'est ce caractère éminemment curable des fistules dentaires que nous nous étions proposé de démontrer dans ce travail, heureux si nous pouvions ainsi contribuer à restreindre l'emploi de l'avulsion dans le traitement des affections dentaires et à faire considérer comme une exception une pratique le plus souvent aussi inutile que barbare ».

Je n'ajouterai que quelques mots, et, sans vouloir sortir du rôle modeste que je me suis assigné au début de cette thèse, je dirai que si après avoir choisi un sujet aussi limité, je suis entré dans autant de détails, j'ai décrit aussi minutieusement tous les temps des opérations, insisté, sans crainte de me répéter souvent, sur tout ce qui pouvait assurer le succès de nos interventions, c'est que j'avais cette ambition, qu'après lecture de ce travail, tout médecin pût pratiquer lui-même ce traitement suivant l'un ou l'autre des procédés, sans la moindre hésitation. Persuadé qu'en raison même de son éducation spéciale et de la tournure d'esprit qui en résulte, **un médecin seul** est apte à juger de l'opportunité du traitement et du choix des procédés ; j'ai voulu faire, en quelques lignes, une sorte de manuel opératoire du traitement des fistules dentaires où il trouverait toutes les indications et renseignements dont il peut avoir besoin.

CONCLUSIONS

—

Quant on se trouve en présence d'une fistule muqueuse buccale ou d'une fistule cutanée péri-maxillaire et surtout mentonnière, il faut toujours penser à une origine dentaire.

Le diagnostic posé, plusieurs traitements, corres-pondant chacun à des cas particuliers, amènent la cure radicale, définitive et sans récidive des lésions.

Parmi les traitements de force : *l'extraction* n'est qu'un pis aller auquel il ne faut recourir qu'en désespoir de cause ou dans des cas très limités.

La greffe par restitution, après résection de l'apex, est un excellent procédé surtout pour les fistules à long trajet sous-muqueux ou s'accompagnant de larges décollements ou encore à trajet complexe.

La résection sur place de l'apex n'est possible que

si la fistule s'ouvre au niveau même ou tout près de l'apex.

Le procédé de douceur par excellence consiste en des *injections antiseptiques* par le canal radiculaire, dans le trajet fistuleux.

C'est le procédé de choix dans les cas de fistules mentonnières ou de fistules à trajet rectiligne.

C'est aussi celui auquel il faut avoir recours, avant tout autre, sauf indications exceptionnelles

Jamais une fistule dentaire n'oblige à un curetage et encore moins à une resection du maxillaire.

OBSERVATIONS

OBSERVATION I

*Fistules cutanées multiples (12) suite de périostites chroniques.
— Tuméfaction de tout le côté droit, depuis le sommet de
la tête jusqu'à la clavicule. — Extraction. — Guérison
(Dr Roux de Meximieux.)*

Jean G..., propriétaire aux Gaboraux, âgé de 26 ans,
entra dans notre hôpital le 5 août 1847. Il avait tout le
côté droit de la tête et du cou, depuis le sinciput jusqu'à
la clavicule, énormément tuméfié, etformant sur la tempe
et les pommettes un relief qui dépassait de cinq centimètres
le niveau ordinaire de la face. Les parties molles envahies
par cette vaste inflammation chronique étaient dures,
comme squirrheuses, sans fluctuation aucune et présen-
taient douze plaies correspondant à autant d'abcès qui
avaient été percés avec la lancette ou qui s'étaient ouverts
spontanément.

De ces plaies, trois occupaient le cuir chevelu, trois la
tempe, une la région sous-orbitaire, trois le milieu de la
joue, et deux la région sous-claviculaire ; quelques-unes

étaient petites et affectaient par leur forme une ressemblance frappante avec les ouvertures des fistules du périnée; d'autres, celles surtout qui siégeaient sous la clavicule, étaient plus larges et simulaient des ulcères scrofuleux ; toutes fournissaient une suppuration assez abondante et, réunies à la tuméfaction et à la coloration violacée des tissus, elle donnait à la figure de ce malheureux jeune homme un aspect repoussant.

L'état général n'était pas moins grave que l'état local ; le resserrement extrême des mâchoires rendant l'introduction des aliments difficile et douloureuse, et la mastication impossible, le malade était épuisé à la fois par l'inanition et les souffrances ; le découragement s'était emparé de lui, il désespérait de la guérison, et ce ne fut qu'avec beaucoup de peine qu'il put répondre à mes questions, attendu qu'il était réduit à ne parler que des lèvres et de la langue, dont les mouvements mêmes étaient gênés par le manque d'espace. Il nous dit que sa maladie datait de quatre mois, qu'il avait du côté droit, en haut et en bas, plusieurs dents cariées dont il avait souffert au début, mais dont il ne souffrait plus depuis longtemps.

Quel diagnostic fallait-il porter? S'agissait-il ici, comme on l'avait cru, ainsi que me l'affirmait le malade, d'une affection cancéreuse ou scrofuleuse? La rareté du cancer à cet âge et d'autre part la vigoureuse constitution de ce jeune homme, qui, jusqu'à cette époque, avait joui d'une santé parfaite, qui appartenait d'ailleurs à une famille saine et n'avait jamais été exposé aux causes occasionnelles de la scrofule, écartaient ces deux suppositions. C'était plus vraisemblablement à la présence des dents cariées dont le malade nous avait parlé, qu'il convenait d'attribuer la cause des désordres dont je viens de tracer le tableau ; mais, si le diagnostic me paraissait certain, l'application du traitement était loin d'être facile. Comment, en effet, extraire des dents molaires chez un sujet dont l'écartement inter-maxillaire mesurait à peine un centimètre ?

Pendant les trois premiers jours de son entrée à l'hôpital, je travaillai à agrandir cet écartement en insérant entre les canines inférieures et supérieures de chaque côté, des petits coins en bois renouvelés toutes les trois heures et progressivement augmentés de volume. Arrivé ainsi à ajouter deux centimètres à celui qui existait déjà, je parvins, après plusieurs tentatives pénibles, à placer un crochet de la clef de Maury sur la première petite molaire inférieure, dont je fis l'extraction ; cette dent n'avait aucun mal, mais le vide qu'elle laissa me permit de saisir et d'arracher la deuxième petite molaire, dont je constatai avec satisfaction que la couronne était altérée et que la racine exhalait la fétidité caractéristique. Dès le lendemain, la bouche s'ouvrit un peu mieux ; le 11 août, après un repos de quarante-huit heures, je pus extraire les deux grosses molaires que je trouvais également carlées ; le 13, passant à la mâchoire supérieure, j'enlevai les deux grosses molaires correspondantes, et, à dater de ce moment, il y eut une amélioration progressive et rapide : les mâchoires s'écartèrent chaque jour de plus en plus, les mouvements de l'articulation furent de moins en moins douloureux, la suppuration diminua, puis cessa tout à fait, les plaies se fermèrent et la résolution de cette énorme inflammation de tous les tissus de la face et de la tête fut complète le 1er octobre suivant, quarante-sept jours après les dernières opérations. Il n'est resté à Goyet que douze cicatrices adhérentes, traces indélébiles de la redoutable maladie qui avait sérieusement compromis sa vie.

OBSERVATION II

Fistule cutanée au niveau du bord inférieur du maxillaire inférieur, consécutive à une périostite de la première prémolaire inférieure gauche. — Extraction. — Guérison (Dr Pietkiewicz).

Mlle X..., 11 ans, a commencé à souffrir de sa première prémolaire supérieure gauche, il y a un an environ. A cette époque, on lui arracha deux ou trois dents temporaires. Au mois d'août, à la suite de la dernière dent de lait arrachée, on s'aperçut d'une fluxion au bord inférieur du maxillaire ; cet état de gonflement s'accompagna en même temps d'un état de contraction des mâchoires qui dura pendant dix jours environ, pendant lesquels on eut les plus grandes difficultés à lui introduire des aliments. Les mouvements revinrent peu à peu, et bientôt la petite malade put s'alimenter. A la suite de ces faits, le gonflement, qui était assez considérable, diminua mais ne disparut pas complètement, il resta un noyau induré paraissant adhérent au bord inférieur du maxillaire, un peu aplati, de la grosseur d'une noisette environ. Le noyau persista dans le même état, malgré les pommades, teinture d'iode, etc. Pendant ce temps, la dent qui, comme nous le verrons, était l'origine de ces accidents, faisait modérément souffrir la jeune malade qui ne s'en plaignait guère. Au mois de janvier, dans le but de détruire le noyau persistant fixé au maxillaire, on passa un petit séton, fil de soie, par une ouverture faite à l'aiguille. Le fil resta quinze jours environ dans le trajet en provoquant un peu de suppuration. Au bout de quinze jours, on enleva le petit séton, et il resta deux orifices. L'un d'eux se ferma bientôt, l'autre resta ouvert et continua à donner du pus, en s'entourant sur le bord de bourgeons charnus. Ceux-ci furent cautérisés au moyen de nitrate d'argent, et, en même temps, on fit des injections avec de la teinture d'iode diluée par l'orifice ; le trajet fut même dilaté à l'aide du laminaria. Dans ces derniers jours, une injection de teinture d'iode faite par l'orifice externe sortit en partie par la bouche, et l'orifice interne fut vainement cherché par le médecin. Un autre médecin consulté pensa qu'il pouvait s'agir d'une fistule dentaire et l'envoya à M. Magitot. Mlle X.., examinée aujourd'hui avec soin, présente l'état suivant : au-dessous du maxillaire du côté gauche, à environ deux centimètres en dessous de son bord inférieur, à égale distance de l'angle de la mâchoire et de la symphise, existe un orifice légèrement déprimé, fermé en partie par de petites croûtes et par lequel on fait facilement sourdre une petite gouttelette de pus. Tout autour de l'orifice, la peau est d'ailleurs normale, il n'y a qu'un léger gonflement sans induration, la peau ne paraît pas adhérente au maxillaire, cependant en pressant en arrière du maxillaire, on constate que ce bord paraît épaissi, cela est probablement dû au gonflement du périoste. Il y a absence complète de douleurs spontanées, à peine un peu de douleur à la pression. Si l'on examine la bouche, on constate que la deuxième prémolaire inférieure gauche présente, au niveau de l'interstice avec la première, une carie pénétrante non douloureuse. Avec une sonde à bout très fin, on pénètre à une grande distance dans le canal dentaire Le diagnostic dès lors n'est plus douteux, et tous les accidents sont expliqués. L'extraction de la dent est immédiatement résolue, par ce motif que la carie présente peu de chance de guérison et qu'il y a peu d'inconvénients à enlever une dent chez un enfant de douze ans, en raison du rapprochement ultérieur des autres dents. La première molaire de lait, située en avant de la dent malade, est d'abord enlevée pour faciliter l'extraction de la suivante, dont l'enlèvement est remis au lendemain. Le lendemain la dent est arrachée sans difficulté et elle présente l'état suivant : il existe une carie pénétrante au fond de laquelle on aperçoit le canal dentaire plus large qu'à l'état normal. Le sommet des deux racines de la dent est détruit dans l'étendue de quatre ou cinq millimètres, mais la racine antérieure est en outre creusée d'un véritable canal de dimensions considérables, de sorte que la racine est réduite à une coque osseuse. Il s'est évidemment produit un travail lent de résorption ayant amené ce large canal, qui a continué ainsi avec le fond de la carie. C'est évidemment par là que passait l'injection iodée faite par l'orifice cutané. Aujourd'hui 28 mars, tous les accidents ont disparu et il ne reste plus qu'une partie déprimée.

OBSERVATION III

Fistule datant d'une dizaine de jours, guérie par l'extraction de la première molaire inférieure droite. — Recueillie à la clinique dentaire de l'Hôtel-Dieu (Dr Fiévet).

D... vient à la consultation de l'Hôtel-Dieu, le 16 novembre, porteur d'une fistule jugale, siégeant à quatre ou cinq centimètres de l'angle du maxillaire inférieur.

Il y a un peu plus d'un mois, D... qui n'avait jamais eu mal aux dents, a eu une fluxion qui disparut en quelques jours, mais il y a quinze jours, à la suite de surmenage, d'excès de boisson et de refroidissement, D... fut obligé de s'aliter quelques jours et vit réapparaître sa fluxion, mais cette fois, au lieu de se dissiper, elle persista et bientôt il put voir une nodosité dure d'abord, molle ensuite, se localiser à la joue vers la mâchoire inférieure. Sur le conseil d'une voisine, il crut bien faire de mettre des cataplasmes. La suppuration se fit jour au dehors et D..., que cette suppuration continue commence à ennuyer, se présente à la consultation.

A l'examen on constate un petit orifice situé à 1 cm. au-dessus du bord inférieur du maxillaire inférieur, à 4 ou 5 cm. de son angle. Le stylet, introduit par l'orifice, mène droit sur la première molaire inférieure, dont il ne reste que les racines.

Le doigt peut sentir un cordon fibreux, qui s'étend de la joue à la première molaire.

L'examen de la bouche nous montre une 2me molaire saine. Pas de dent de sagesse. De la 1re molaire, il ne reste que les racines et quelques débris de couronne. Insensibilité au chaud, au froid ; à peine une légère sensation désagréable à la percussion. Pas de traces de carie des autres dents, ou tout au moins, elles sont peu importantes. En haut, les dents qui restent sont bonnes ; pas de racines.

L'extraction de la première molaire inférieure est pratiquée. Le stylet, introduit par le trajet, pénètre jusque dans l'alvéole.

Une injection antiseptique est poussée dans le trajet.

Le malade revient 8 jours après. Plus de suppuration ; la cicatrisation est complète.

OBSERVATION IV

*Nécrose du maxillaire inférieur, consécutive à une périostite
alvéolo-dentaire de la deuxième molaire inférieure droite.
— Guérison (Dr Pietkiewicz).*

Femme, 40 ans, bonne constitution. Début en décembre 1873, par une douleur sourde au niveau de la deuxième molaire inférieure droite qui est cariée. Cette dent devient sensible à la pression et à la rencontre des arcades dentaires, puis, au bout de deux ou trois jours, il se déclare une fluxion prise pour un érysipèle. Contracture des mâchoires. Dans les premiers jours de janvier 1874, abcès ouvert dans la bouche. Suppuration abondante (approximativement un verre à bordeaux par vingt-quatre heures). Persistance de la contracture. Même état pendant trois semaines. Traitement : irrigations. Vers le mois de mars, la bouche peut s'ouvrir un peu et permettre l'exploration ; alors les trois molaires étaient ébranlées, soulevées, les deux dernières sont d'abord extraites, puis la première à un intervalle de huit jours. Aucune amélioration ; la suppuration continue aussi bien dans la bouche qu'en avant au niveau de la canine inférieure droite, où une fistule s'était ouverte. Toutefois jamais les accidents ni les douleurs n'ont dépassé la ligne médiane. Un traitement interne par l'iodure de potassium et cinq débridements ne donnent aucun résultat.

État stationnaire.

État actuel (1er avril). — Gonflement de toute la face, la bouche s'ouvre assez aisément. A l'examen toute la région des molaires extraites présente des orifices, au nombre de quatre ou cinq, par lesquels le pus s'écoule, un pus clair et séreux. Le stylet pénètre jusqu'à la branche horizontale dénudée dans toute son étendue. Par un orifice situé vers la partie la plus reculée de la région, on pénètre jusqu'à la partie inférieure et même un peu au-dessous de la branche montante. Toutes ces parties dénudées sont mobiles. Un de ces orifices, lors de la dernière extraction, avait déjà donné issue à un séquestre d'un centim. 1/2.

L'orifice antérieur au niveau de la canine, laisse pénétrer le stylet au-delà de la racine et rencontre des parties osseuses dénudées et légèrement mobiles. Toutefois, il est impossible par ce trajet de rejoindre le foyer principal de la maladie, le trajet de communication s'étant sans doute oblitéré. Les dents canines et prémolaires ne présentent qu'une légère mobilité. Les symptômes consistent surtout en une sensation sourde, continuelle, dans toute la région maxillaire. Pas d'accidents généraux. — Traitement : incision longitudinale réunissant les orifices fistuleux multiples. Par cette ouverture on reconnaît une nécrose de toute la longueur du maxillaire, jusqu'à la branche montante.

Pansement avec une mèche de coton, pour maintenir écartés les bords de l'incision. Cette application est renouvelée pendant quatre ou cinq jours au bout desquels une série de séquestres, au nombre de six environ, est successivement enlevée. La plaie est ensuite abandonnée à elle-même.

Vers le milieu de mai, un débridement au niveau de l'orifice antérieur permet de reconnaître la présence d'un séquestre mobile au dessous et en arrière de la racine de la canine et permet l'ablation d'un séquestre du volume d'un petit haricot. A partir de ce moment diminution progressive des accidents. Au mois de juin la malade est complètement guérie. La canine conserve une très légère mobilité compatible avec ses fonctions.

Il reste, au niveau de la section de la racine, un petit orifice, mais ne donnant issue à aucun liquide. Toute la région du maxillaire nécrosée a subi un affaissement du bord alvéolaire et une très légère torsion en dehors.

OBSERVATION V

Fistule faciale ancienne au menton ; dents saines en apparence. — Extraction d'une incisive ; excision d'une portion de racine ; replacement et conservation du reste de cette dent. — Guérison de la fistule (Pr Alquié).

V..., soldat au 2ᵐᵉ régiment du génie, âgé de 25 ans, entre à l'hôpital St-Éloi, le 2 octobre 1858. Au mois de décembre précédent, il s'est aperçu d'un petit abcès qui s'est développé au centre du menton ; il n'a jamais ressenti de douleur dans cette région ni dans les dents qui y correspondent. L'abcès a percé spontanément, laissant couler une petite quantité de pus sanguinolent. A partir de ce moment, il s'est établi en ce point une fistule donnant un écoulement puriforme, mêlé de temps en temps de salive (?). Il n'est point sorti de parcelles d'os. Au mois de juin 1858, il entre à l'hôpital où, après exploration de la fistule, on lui prescrit des injections dans le trajet, avec une solution de nitrate d'argent et on l'envoie aux bains de mer. Ce traitement est resté inefficace, et quelque temps après, le 2 octobre 1858, V... rentre à l'Hôtel-Dieu. On lui fait répéter les injections précédentes et on lui administre de l'huile de foie de morue.

Au moment où M. le professeur Alquié prend le service, le 1er novembre 1858, la maladie n'avait éprouvé aucune amélioration. Le chirurgien en chef explore la fistule et son stylet vient heurter l'incisive centrale gauche ; le malade ressent très distinctement l'impression du stylet sur cette dent. La percussion sur la couronne de celle-ci ne produit pas de douleur bien marquée.

Le 11 novembre, M. Alquié extrait au malade l'incisive gauche, dont l'extrémité est altérée. Toute la portion malade est excisée ; la dent est aussitôt replacée dans son alvéole et fixée aux dents voisines par des fils de soie.

A partir de ce moment, le malade voit sa fistule se fermer peu à peu. Dès les premiers jours, l'écoulement diminue rapidement ; l'orifice externe de la fistule s'affaisse progressivement et sans accident ; la dent se consolide, et le 9 novembre, l'ouverture est complètement oblitérée. Le militaire demande à reprendre son service.

OBSERVATION VI

Réimplantation d'une incisive latérale supérieure droite, après résection du sommet de la racine atteinte de périostite chronique, dans un cas de fistule double, traversant le maxillaire. — Consolidation. — Guérison (Dr Pietkiewicz).

Le 28 mai 1875. M. le Docteur C. A... (de Rio-Janeiro), âgé de trente ans, a souffert fréquemment des dents, et plusieurs d'entre elles présentent des caries à divers degrés.

Il y a six ans, une carie se produisit sur l'incisive latérale supérieure droite. La maladie fut abandonnée à elle-même et progressa d'ailleurs très lentement.

Trois ans plus tard, une fluxion apparut, qui se termina par une fistule gingivale, au niveau de la dent malade. Cette fistule se ferma peu après ; mais la première fluxion est bientôt suivie d'un grand nombre d'autres se terminant chaque fois par une fistule dont le siège varie chaque fois. Il y a un mois, le malade vit se former, à la partie la plus élevée de la voûte palatine, une tumeur du volume d'une grosse noix. Cette tuméfaction devint fluctuante, s'ouvrit spontanément sur un point resté fistuleux et situé à environ un centimètre et demi au dessus du collet de la dent malade.

L'incisive latérale supérieure droite présente une coloration grisâtre bien tranchée. Une carie noire, sèche, non pénétrante, occupe presque toute la hauteur du bord interne.

On propose à M. le docteur C... une opération qui doit consister dans l'extraction de la dent malade, suivie de la résection de la portion radiculaire altérée et de la réimplantation immédiate.

Le malade l'accepte, désirant s'associer à titre d'expérience à cette tentative.

L'extraction est pratiquée très doucement, afin d'éviter toute lésion du bord alvéolaire. L'opération n'est suivie que d'un écoulement de sang très faible. On reconnait alors que le périoste est malade dans la moitié supérieure de la racine.

Il est injecté et épaissi. Le sommet de la racine est entièrement dénudé dans une étendue de 4 millimètres environ. Il est rugueux au doigt, et manifestement en voie de résorption. Cette portion de la racine est entièrement réséquée au moyen de la pince de Liston, et la dent est aussitôt réimplantée dans son alvéole. Elle se maintient en place sans le secours d'aucun bandage, mais elle

est très mobile et son bord libre dépasse d'environ 2 millimètres le bord de l'incisive médiane.

Le 29. La dent est très mobile, mais se maintient dans
la position de la veille. Pas de douleur. La pression sur la
tuméfaction palatine fait sortir environ une cuillerée à
café de pus. On y pratique un léger débridement et l'on
introduit une mèche. La fistule antérieure donne aussi
issue à du pus, mais en moindre quantité.

Le 31. Même état ; la dent est toujours mobile, le pus
s'accumule toujours en grande quantité sous le décollement de la muqueuse palatine. Une injection d'eau, par
l'orifice fistuleux antérieur, sort par l'ouverture palatine.

1er juin. Au moyen d'un stylet aiguillé, on introduit
par l'orifice interne de la fistule un fil de plomb fin, qui,
après de nombreux tâtonnements et suivant un trajet
tortueux, est ramené à l'orifice antérieur. Les deux bords
du fil sont noués et arrêtés dans l'intervalle de le canine
et de la première prémolaire. Le trajet parcouru est de
quatre centimètres. Cette opération est très douloureuse.
Le malade, le soir, est pris de quelques phénomènes
généraux avec fièvre.

Le 2. L'état général est meilleur. Le pus ne s'accumule plus sous la muqueuse du palais, et il s'écoule
insensiblement par les deux orifices.

Le 3. L'écoulement du pus est toujours insensible,
la dent a pris un certain degré de consolidation et son
bord libre est remonté au niveau des voisines. Toute la
muqueuse du côté droit du maxillaire supérieur est
recouverte d'un enduit blanchâtre, que l'examen micros-
copique montre être une simple desquamation épithé-
liale. Lotions au chlorate de potasse.

Le 5. Aucune douleur. La stomatite a beaucoup

diminué : l'enduit blanchâtre n'existe plus que par plaques isolées. La dent paraît plus solide.

Le 7. Même état. La stomatite a complètement disparu.

Le 8. La dent ne présente plus qu'une faible mobilité. Aucune douleur. La suppuration paraît être presque tarie; le fil de plomb est retiré.

Le 11. La dent a presque acquis la solidité des voisines ; l'orifice antérieur est oblitéré ; le postérieur persiste ; mais il n'existe à son pourtour aucun décollement. Le malade, obligé de quitter Paris, promet de donner de ses nouvelles.

Le 20 septembre, c'est-à-dire trois mois après l'opération, M. le docteur C... écrit de Rio-Janeiro qu'il était entièrement guéri, que tout accident a complètement disparu et que la dent a repris ses usages au même titre que les autres.

OBSERVATION VII

Fistule palatine consécutive à un abcès de la voûte du palais. — Extraction de l'incisive latérale supérieure gauche profondément cariée. — Résection du sommet. — Réimplantation. — Guérison (Personnelle, inédite).

M. B..., 40 ans, s'était aperçu, depuis longtemps déjà, que son incisive latérale supérieure gauche était cariée, mais, n'éprouvant aucune douleur, il avait négligé de la faire soigner.

Dans le cours du mois d'octobre 1903, la dent devient sensible au chaud et au froid, puis survinrent des névralgies très douloureuses que M. B... combattit avec de l'antipyrine. Vers la fin de décembre, le malade constata la présence d'une petite tumeur de la voûte palatine qui

atteignit bientôt le volume d'une noix, tumeur douloureuse siégeant juste au-dessus de la dent cariée. M. B...
alla consulter son médecin le Dr F..., qui ouvrit la tumeur,
avec le bistouri. Il s'écoula une certaine quantité de pus
mêlé de sang. Les douleurs cessèrent, la tumeur diminua
de volume, au bout de quelques jours la plaie se cicatrisa
presque complètement, mais il resta une fistule. C'est
alors (21 janvier 1904), et sur les conseils de son médecin,
que M. B... vint consulter le Dr Pietkiewicz.

M. B..., grand industriel, très occupé, appelé par ses
affaires à de fréquents déplacements, n'a jamais eu le
temps de s'occuper de sa bouche. Les dents insuffisamment
entrenues sont couvertes de tartre au collet, les gencives
ulcérées et saignantes à ce niveau. La plupart de ses molaires se sont cariées les unes après les autres et il les a successivement fait arracher, dès qu'elles l'ont fait souffrir.

En haut, à droite, des prémolaires, il ne reste plus que
les racines infectées, la première et la seconde grosse
molaires ont été enlevées, il ne reste plus que la troisième.

A gauche, au contraire, il reste trois grosses molaires, mais les deux petites ont été arrachées. A la
mâchoire inférieure, à droite, il reste la racine de la
première petite molaire, la deuxième et la première
grosse molaires ont été extraites, ainsi que la deuxième
prémolaire, la première et la deuxième grosse molaires du côté gauche. Les deux dents de sagesse inférieures sont profondément cariées et infectées.

Au moment où M. B... se présente à la consultation du Dr Pietkiewicz, il ne reste plus de l'incision
qu'une petite ouverture fistulaire par laquelle la pression fait sourdre du pus. La tumeur, très diminuée
de volume après l'incision, avait augmenté les jours
précédents et présentait à peu près la grosseur d'une

noisette, elle était aussi de nouveau le siège de douleurs assez vives.

L'incisive latérale supérieure gauche, mobile et sensible à la pression, portait à sa face latérale externe une carie profonde qui entamait aussi la face postérieure. Une sonde, introduite dans la carie, pénétrait dans le canal jusqu'à l'apex et en ressortait très sale et infectée.

M. B... qui, jusqu'à ce jour, a fait volontiers le sacrifice de ses dents du fond, n'est plus décidé à continuer pour une dent de devant, pour une incisive, et quand le Dr Pietkiewicz lui promet la guérison de son abcès, de sa fistule et lui donne pour arriver à ce résultat le choix entre l'extraction et la suppression définitive de son incisive, ou la conservation de la dent après résection de son sommet désinfecté et réimplantation, il n'hésite pas pour choisir ce dernier procédé, très décidé, cette fois, à consacrer à ce traitement tout le temps nécessaire.

Il demande seulement à reculer l'opération de quelques semaines afin de pouvoir arranger ses affaires de façon à se ménager un peu de liberté. Le Dr Pietkiewicz consent d'autant plus volontiers qu'il lui répugne d'intervenir activement dans une bouche mal entretenue et que ce retard lui permettra de la soigner et de la mettre dans un état d'asepsie aussi complet que possible pour le jour de l'opération.

Le traitement de désinfection des deux dents de sagesse inférieures et des racines des prémolaires est commencé de suite et conduit à bonne fin jusqu'à l'obturation.

A l'aide du galvano-cautère, l'ouverture de la fistule est élargie de façon à vider complètement la poche de l'abcès, dans laquelle on fait ensuite des lavages chauds

et antiseptiques. Des soins de propreté et d'hygiène à
l'aide de poudres et de liquides antiseptiques sont recom-
mandés au malade qui revient les jours suivant se faire
enlever le tartre qui encroûtait le collet de ses dents. Puis
pendant cinq semaines, coupées de quelques voyages
rapides, M. B... vient deux ou trois fois par semaine se
faire faire des injections dans la poche de son abcès, ainsi
que dans la cavité et le canal de son incisive qui avaient
été nettoyées, désinfectées avec soin dès la première visite
et dans lesquels on entretenait et renouvelait des pansements antiseptiques portés avec soin jusqu'à l'extrémité
du canal.

Le 27 février, il est procédé à l'opération convenue
d'après la méthode et avec les soins et précautions indi-
qués en détail page 37 et qu'il est inutile de répéter ici.

Le sommet de la dent est dépouillé du ligament,
rugueux, translucide sur une hauteur de 0,07 millimètres en
dehors, de 0,05 en dedans. Malgré son étendue, toute cette
partie de la racine infectée est réséquée par un trait de
scie oblique de dedans en dehors, et la dent, remise en
place après désinfection de l'alvéole, obturation de la
cavité et du canal, est maintenue par une ligature métallique de fils d'argent. (Je renvoie à la page 40 pour
tous les détails qui sont toujours les mêmes, sauf quelques variantes, dont l'indication facile à saisir est laissée
à l'appréciation de l'opérateur.)

Nous revoyons M. B... le lendemain, il n'y a aucune
réaction générale, aucune douleur locale, il n'y a même
pas le plus léger gonflement de la gencive. Pendant
une huitaine, M. B... vient tous les jours faire surveiller
sa bouche et se faire faire les lavages chauds et antiseptiques sur lesquels nous avons insisté, puis il part
en voyage et nous le revoyons au bout d'un mois. A ce

moment l'ouverture de la fistule est complètement fermée, il n'y a plus de trace d'abcès à la voûte palatine, la muqueuse est absolument saine et normale sur toute son étendue aussi bien à la face gingivale qu'à la voûte. Sa dent paraît solide, mais comme au moment de la greffe elle était très mobile, tenant à peine en raison de la portion radiculaire considérable qui avait été retranchée, nous laissons encore en place, pendant une quinzaine, la ligature métallique qui n'a jamais, du reste, occasionné aucune gêne au malade. Une fois la ligature enlevée nous constatons que la dent est tout à fait solide.

Nous venons de revoir M. B..., exactement le 6 octobre dernier ; la guérison est absolue et pour terminer cette observation je me permets de répéter les paroles de notre opéré qui affirme que sa dent replantée est la plus solide de sa bouche.

OBSERVATION VIII

Deuxième prémolaire supérieure gauche ; périostite chronique drainée depuis sept ans ; abcès ; fistule ; greffe. — Guérison (Dr Ferrier).

Mme L..., 50 ans, 11 novembre 1890.

Plusieurs réobturations ont été faites, toujours avec le drainage. Vers le milieu d'octobre 1890, je tente de nettoyer le canal ; deux jours après, abcès qui s'ouvre à la gencive et fistule. Tous mes soins, pour faire disparaître la fistule, en rappelant l'écoulement par la dent, restèrent vains.

Je propose la greffe malgré le très mauvais état de la couronne, me réservant, si la greffe réussit, de fixer sur la racine une dent à pivot.

Extraction de la dent à la cocaïne ; pas de douleur. Aussitôt après l'extraction, injection d'eau phéniquée à 1/40, injection répétée trois ou quatre fois dans l'intervalle qui sépare l'extraction de la restitution, injection également dans le trajet fistuleux, trajet qui aboutit dans une vaste poche sous-gingivale.

L'extraction est assez difficile, à cause d'un crochet que fait la racine au sommet. Résection de 3 millimètres de sommet ; forage de la racine dans toute son étendue, avec une fraise assez grosse pour permettre l'introduction de mastic blanc avec lequel la racine est obstruée complètement ; obturation également au mastic blanc de la cavité cariée. Lavage vigoureux de la racine avec un jet d'eau bouillie tiède. Pendant toute l'opération, nous ne touchons la dent qu'avec des compresses préalablement bouillies. La réimplantation par pression très douce s'effectue sans douleur.

Nous prescrivons des lotions toutes les heures avec l'eau boriquée à 3 % et application sur la gencive de tampons de coton trempés dans l'eau boriquée. L'opération a duré 35 minutes. Nous voyons la patiente le soir, elle n'a pas ressenti la moindre douleur depuis le matin.

13 novembre.—La patiente a fait son traitement avec la plus scrupuleuse attention ; elle n'a ressenti aucune douleur. La nuit a été à peu près aussi bonne que de coutume ; les lotions n'ont eu lieu que toutes les quatre heures.

Actuellement, la dent est mobile mais pas douloureuse au toucher ; la gencive est moins rouge qu'avant l'opération ; la fistule semble se fermer.

Lotions toutes les trois heures ; tampons boriqués.

19 novembre. — Pas de douleurs depuis le 13. La dent est encore mobile ; la fistule est fermée ; la gencive, encore un peu sensible au niveau de la poche de l'abcès est moins

rouge ; la pression sur la dent n'est plus sensible; lotions trois fois par jour.

22 novembre. — La guérison est complète ; la patiente peut manger sur sa dent, la fistule n'a point reparu La dent est cependant encore un peu mobile, quoique très adhérente et absolument indolore à la mastication.

OBSERVATION IX

Fistule gingivale due à une incisive inférieure. — Guérison par le traitement antiseptique (Dr Caumartin).

M. D..., 18 ans, étudiant, vient, pour la première fois, le 20 juin 1900 ; depuis deux ans, il porte une petite fistule gingivale qui siège au niveau d'une incisive du bas, un peu à gauche de la ligne médiane. Cette fistule, apparue sans grande douleur, après une légère fluxion, n'attira d'abord que fort peu son attention. Un peu plus tard, pendant la préparation d'un examen, les incisives deviennent sensibles à la pression, la fistule sécrète beaucoup plus abondamment ; une sensation très pénible de tension, l'ébranlement des incisives, gênent la mastication. Un dentiste, consulté, fait sans succès des cautérisations au crayon de nitrate d'argent. L'examen passé, la poussée aiguë disparaît et il ne reste que la petite fistule qui existait auparavant.

A deux reprises nouvelles, le même fait se reproduit : dès que le malade se surmène, se préoccupe à propos d'un examen, immédiatement les phénomènes aigus réapparaissent, disparaissent avec la cause occasionnelle, mais nullement influencés par les cautérisations, grattages, etc... qu'on renouvelle.

Le 20 juin 1900, le malade vient me voir ; il doit passer un examen en juillet et, depuis quelques jours, ses dents redeviennent sensibles. Son dentiste lui a proposé de lui extraire trois incisives et la canine gauche qui sont mobiles.

L'orifice de la fistule est petit, entouré d'une zone rouge inflammatoire ; il en sort une petite gouttelette de pus grisâtre ; les deux incisives latérales et la canine gauche sont très mobiles. Pourtant, le malade voudrait bien en éviter le sacrifice.

Un stylet, introduit par l'orifice fistuleux, conduit sur une surface osseuse dénudée, non sensible, qui paraît correspondre à l'interstice des deux incisives latérales gauches.

Les dents ont leur aspect normal : la percussion produit une douleur égale et un son identique sur les deux incisives et sur la canine ; la mobilité est la même pour toutes ces dents. A la lumière électrique, l'incisive latérale gauche paraît moins transparente ; je cherche avec soin s'il existe une fissure à l'émail, et je trouve, sur la surface triturante usée de cette incisive, un tout petit orifice admettant exactement une sonde à canaux. Cette sonde est poussée jusqu'à l'apex sans provoquer la moindre douleur et ramène une odeur caractéristique de dent infectée. Je tenais la coupable.

Quelques mèches sont passées dans cette dent, d'abord sèches, puis imbibées de créosote ; puis, dans ce trajet élargi à la fraise, je place une mèche largement humide de créosote ; avec un peu de caoutchouc et un fouloir, je l'enfonce ; le liquide passe très nettement par la fistule.

Une mèche créosotée est laissée en place et recouverte d'une obturation à la gutta.

25 juin. — La suppuration a disparu, et la fistule se cicatrise. Suppression de la mèche créosotée.

P. — 7.

4 juillet. — Tout est absolument rentré dans l'ordre ; la fistule est guérie, les dents sont consolidées et insensibles. Obturation au ciment.

Depuis, le patient a passé des examens, et la guérison a persisté absolument complète.

OBSERVATION X

Fistule mentonnière datant de deux ans. — Un chirurgien propose le curetage de l'os. — Trépanation de la canine qui semble saine. — Injection d'eau oxygénée. — Guérison (Dr Amoédo).

M. S..., né à Paris, est âgé de 24 ans, doué d'une bonne santé générale ; il n'a jamais eu de maladie grave.

Très soigneux de sa bouche, il n'a souffert de carie dentaire que deux fois : la première fois, la première grosse molaire droite fut atteinte d'une arthrite aiguë, et quoique encore en très bon état, je dus l'extraire, car, M. S... devant partir le lendemain pour New-York, insista pour que je le débarrasse de sa dent.

Les 26 autres dents sont indemnes de carie ; les dents de sagesse n'ont pas encore fait éruption.

Il y a deux ans commencèrent les premiers symptômes de l'état actuel, consistant en une fluxion légère du côté droit du menton qui se termine par résolution.

Puis en juin de l'année dernière, se trouvant alors à Porto-Rico, M. S... eut une seconde fluxion terminée également par résolution.

En décembre dernier, nouvelle fluxion ; mais cette fois avec des proportions si intenses qu'elle nécessita l'intervention d'un chirurgien.

L'opération consista à l'ouverture d'un phlegmon qui siégeait à la partie inférieure du menton, sur la ligne médiane, qui remplissait le sillon inférieur du vestibule droit. Des injections projetées par l'orifice du menton sortaient par l'autre orifice du vestibule. Un ganglion sous-mentonnier droit s'est pris à cette époque et persiste encore aujourd'hui. Tout était rentré dans l'ordre, excepté le ganglion, lorsque le mois dernier survint une quatrième crise, suivie, comme la dernière, de suppuration.

Le chirurgien qui soignait M. S... à Porto-Rico lui conseilla une intervention chirurgicale à froid, qui devait consister dans le raclage de l'os. Effrayé par la perspective de cette opération, M. S... se décida à revenir à Paris. Le médecin de Porto-Rico lui remit une feuille d'observation mais sans indiquer le diagnostic exact, ni l'étiologie de la maladie.

Arrivé à Paris, M. S..., consulta tout d'abord le médecin de sa famille qui, dans le but de préciser le diagnostic, fit radiographier le maxillaire inférieur.

Jusqu'ici on avait négligé l'examen des dents qui, à première vue, paraissaient saines. C'était là, cependant, le seul point à éclaircir, et c'est alors que notre confrère m'adressa le malade, le 14 avril 1904. Mais ce même jour, et avant de venir, M. S... alla consulter un des plus éminents professeurs de la faculté, médecin des hôpitaux, qui donna comme diagnostic : adénite et périostite. Pour obtenir une guérison, dit-il, il faudra une intervention chirurgicale.

A la question posée par le malade si l'avis d'un dentiste était nécessaire, le maître répondit « que le cas comportait l'intervention d'un chirurgien et non celle d'un dentiste ». Malgré cette opinion si catégorique, M. S... vint me consulter et me donna les renseignements ci-dessus énumérés.

A l'examen, je constatai qu'il portait sur la ligne médiane du menton une petite cicatrice encore fraîche de l'ouverture de l'ancien abcès. Le menton était légèrement tuméfié, et au dire du malade qui connaissait les symptômes, une rechute était imminente.

La palpation révélait une induration presque de la grosseur d'une noix, située un peu en dehors de la ligne médiane du menton. Dans le vestibule buccal, un petit bourgeon rouge blanchâtre indiquait la place d'une fistule cicatrisée.

La pression ne faisait sortir aucun liquide, ni en dedans ni en dehors.

Comme je vous le disais tout à l'heure, toutes les dents étaient indemnes de carie. Celles de la région malade étaient presque toutes de la même teinte.

Par l'éclairage oblique seulement, je remarquai que la canine était plus grise que ses voisines, et à l'éclairage par la lampe électrique de bouche, cette dent me parut presque aussi transparente que les autres, mais cependant. e puis constater une légère opacité qui me permit de faire le diagnostic de : mortification de la pulpe de la canine. Du même coup je précisai l'étiologie des complications sus-indiquées.

Quant à l'étiologie de la mortification de cette pulpe, je n'ai pas pu la déterminer, car la seule cause à laquelle il faudrait songer, c'est un traumatisme et le malade n'a pas de souvenir d'avoir reçu de coup sur cette région.

Aussitôt mon diagnostic établi, je trépanai la canine et je trouvai, en effet, que la pulpe avait entièrement disparu de la chambre pulpaire.

Une injection d'eau oxygénée projetée avec force au moyen d'une petite seringue, fut suivie d'une crise de douleur aiguë, mais un instant après, les deux fistules s'étant couvertes, les gaz sortirent facilement et la douleur disparut.

De nouvelles injections passèrent alors par les fistules sans causer aucune douleur. Je remplis la chambre pulpaire de mèches d'iodoforme dissous dans l'éther et j'obturai à la gutta. J'ai refait le même traitement : vendredi 15, samedi 16 et lundi 18.

En trois jours la forme du menton a complètement changé et tout semble en voie de guérison rapide.

Naturellement, mon avis est que l'intervention du côté des fistules est devenue absolument inutile, et que la maladie guérira grâce aux injections faites par la dent morte qui a été la cause de l'affection.

OBSERVATION XI

Fistule mentonnière. — Grattage à la curette et cautérisations sans résultat. — Trépanation de l'incisive médiane droite. — Injection d'acide phénique. — Récidive quatre mois après. — Nouvelle injection d'acide phénique. — Guérison définitive (Dr Gires).

Il s'agit d'une jeune femme, 29 ans, Mlle S. T...., Bien que semblant assez bien portante elle présente de nombreuses tares nerveuses et a souvent des attaques d'hystéro épilepsie.

En 1891, c'est-à-dire il y a 9 ans, dans une de ces attaques, Mlle T...., s'est brisé, presque au ras de la gencive, trois incisives supérieures. Elle croit que les autres dents, aussi bien supérieures qu'inférieures, n'ont pas été ébranlées.

Vers la fin de l'année 1897, la patiente a eu une violente attaque de rhumatisme articulaire aigu qui l'a forcée à rester au lit pendant plusieurs mois. Au moment où elle entrait en convalescence, elle a ressenti, à la région sous-mentonnière, de légères démangeaisons qui la poussaient à se gratter. Peu de temps après, une semaine environ, est apparue, sous le menton, une tumeur dure, assez étendue, mais peu saillante ; la peau un peu tendue devint rouge et les démangeaisons firent place à de légers élancements.

A la suite de l'emploi de cataplasmes, la tumeur grossit, envahit la région symphysienne, gagne vers la région hyoïdienne, et, d'après l'expression de la malade, acquiert la dureté d'une pomme peu mûre.

Un mois après l'apparition de cette tumeur un médecin est consulté. Il pratique sous le menton une incision par laquelle sort un peu de pus jaunâtre et beaucoup de sang.

Après cette opération, la tumeur, tout en continuant à suppurer, s'affaisse graduellement et laisse le menton libre. Au bout d'une quinzaine de jours, il ne reste plus qu'une petite plaie croûteuse située un peu en arrière du bord inférieur du maxillaire à un demi-centimètre environ à droite de la symphyse. Un léger suintement sortait continuellement de cette plaie, augmentant petit à petit, et en janvier 1899, c'est-à-dire dix-neuf mois après l'incision, la fistule produit un pus épais, jaunâtre et mélangé de sang, que la malade fait sortir par la pression.

Mlle T... va dans plusieurs consultations d'hôpitaux et de dispensaires ; on essaie sans succès les cautérisations de nitrate d'argent. Des injections de teinture d'iode produisent une réaction qui fait enfler le menton et augmenter la suppuration.

A la consultation externe de chirurgie de l'un des hôpitaux de Paris, on pratique, après incision, un grattage énergique à l'aide d'une curette. Des mèches iodoformées sont

indroduites chaque jour dans la cavité. Sous l'influence de
ce traitement, il se produit un bourgeonnement qui diminue la profondeur de la plaie, mais la suppuration ne
tarit pas. On essaie les cautérisations de nitrate d'argent et les pansements humides, mais sans succès.

Le 24 septembre 1899, Mlle T... entre dans le service de M. le professeur Tuffier, à l'Hôpital Lariboisière, qui l'adresse quelques jours après (le 27) à la
consultation dentaire de cet hôpital.

La malade présente, sous le menton, à huit millimètres environ à droite de la symphyse, et un peu
en arrière du bord inférieur du maxillaire, une croûte
d'un centimètre de diamètre, on sent une légère fluctuation, et par la pression on fait sortir à peu près
un demi-centimètre cube de pus.

L'examen de la bouche donne les résultats suivants:
Les dents antérieures de la mâchoire supérieure sont
coupées et sur leurs racines repose un appareil.

Les dents du bas, à part quelques légères caries,
paraissent saines ; mais les deux incisives médianes
ont une teinte nettement grisâtre et bleutée, elles sont
insensibles à la chaleur du thermocautère, l'éclairage
donne l'opacité caractéristique des dents mortes. Là
est sans doute la cause de l'affection : la fistule est
causée par l'une de ces dents, la droite probablement,
puisque l'orifice est un peu à droite de la symphyse
du menton.

Pour le traitement, cette dent est trépanée sur la
face linguale ; la chambre pulpaire et le canal sont
vidés de la matière noirâtre et infecte qu'ils contiennent, à l'aide de sondes chargées d'eau oxygénée.
Plusieurs gouttes de formol y sont successivement
vaporisées par un courant d'air chaud ; une sonde à

canaux est passée à travers l'apex sans produire la sensation habituelle de piqûre.

Une injection faite avec la seringue de Strauss prouve la perméabilité de la fistule. Huit centimètres cubes d'eau bouillie passent à travers le trajet fistuleux, puis un centimètre cube d'acide phénique pur liquide est injecté de la même manière. Un simple coton est laissé dans la chambre pulpaire et Mlle T..., sortie de l'hôpital revient nous voir trois jours après, le 30 septembre. Une feuille de gaze collée sur la fistule par la malade et restée en place depuis deux jours contient une légère trace de pus, et la pression ne fait sortir qu'un peu de sang.

Par le même procédé qu'à la séance précédente, 3 c. c. d'eau bouillie, puis 1 c. c. d'acide phénique sont injectés dans le trajet et ressortent par la fistule. Un coton chargé de la pâte oxyde de zinc, formol et acide phénique, est placé dans le canal et la dent est obturée à la gutta-percha.

Huit jours après, le 6 novembre, il n'y a presque plus de suppuration, la fistule semble en voie de cicatrisation.

Nous ne revoyons pas Mlle T... jusqu'au 15 février. A la suite d'une légère indisposition, elle a eu une récidive. La fistule suppure un peu, mais très peu. Il n'y a pas de comparaison, dit la malade, avec ce qui se passait avant notre intervention.

Je décide de refaire le même traitement ; la gutta-percha est enlevée, le coton (oxyde de zinc, formol et acide phénique) est trouvé sans odeur. Cinq centimètres cubes d'eau phéniquée, puis deux centimètres cubes d'acide phénique sont poussés à travers la fistule et ressortent en jet, ce qui indique que le trajet fistulaire est beaucoup moins large que lors des premières injections.

Huit jours après, la fistule n'a pas suppuré et est complètement cicatrisée.

Aujourd'hui, après six mois, la guérison persiste.

OBSERVATION XII

*Fistule muqueuse. — Trépanation de l'incisive latérale droite.
Injection d'acide phénique. — Guérison (Dr Gires).*

Mlle L...., 30 ans, possède une bonne constitution, mais elle est neurasthénique et se plaint d'une maladie d'estomac.

Elle ne se souvient pas avoir fait de chute ni avoir reçu de choc sur les dents. Elle a eu, en 1897, une arthrite blennorrhagique assez violente. Au cours de cette maladie, Mlle L... a beaucoup souffert d'un abcès alvéolaire survenu à la région incisive droite inférieure sans qu'aucune dent de cette région soit cariée. A la suite de cet abcès, il est resté une fistule qui disparaît de temps en temps, puis reparaît lorsque Mlle L... est fatiguée ou malade, et plus souvent aux époques menstruelles.

L'examen de la bouche donne les résultats suivants :

A la mâchoire supérieure rien à signaler.

A la mâchoire inférieure, deux molaires sont atteintes de carie non pénétrante ; les dents antérieures n'ont aucune carie, mais les quatre incisives et la canine droite ont la teinte nettement grisâtre et bleutée des dents mortes, elles sont insensibles au thermocautère et ne montrent pas de transparence à l'éclairage buccal.

L'incisive latérale droite porte de plus une légère fissure sur son bord supérieur et sa face linguale. Il existe à son niveau une fistule gingivale.

Pour traiter la fistule, je décide de trépaner cette dent. La chambre pulpaire et le canal contiennent une matière dure, d'un blanc-jaunâtre et ayant une odeur très désagréable. Je passe près d'une heure à déboucher le canal, sans toutefois arriver à dépasser l'apex.

Dans une seconde séance, je réussis à faire passer la sonde à travers l'apex ; puis, avec une forte pression, un centimètre cube d'eau bouillie passe à travers le trajet fistulaire ; j'y passe ensuite, de la même manière, une vingtaine de gouttes d'acide phénique et j'obture provisoirement suivant le mode habituel.

Un mois après je revois la malade.

La fistule s'est fermée aussitôt après l'opération et la malade n'a rien ressenti depuis.

OBSERVATION XIII

Fistule muqueuse. — Carie profonde de la deuxième prémolaire. — Injection d'acide phénique par le canal de la dent. — Guérison (Dr Gires).

Mme X..., 38 ans, très bien portante, possède une bouche très bien soignée, mais elle présente à la face jugale droite du maxillaire supérieur, au niveau des prémolaires, une tuméfaction dure d'environ un centimètre et demi de diamètre, douloureuse à la pression.

A la partie inférieure et postérieure de cette tuméfaction, s'ouvre une fistule qui décharge une assez grande quantité de pus.

La première prémolaire et la première molaire sont saines et vivantes. La deuxième prémolaire porte un gros amalgame.

Cette dent a été soignée lorsque Mme X... avait 15 ans.

Le traitement a été long et douloureux, mais finalement la dent a pu être obturée. L'obturation n'a pas été suivie d'accidents immédiats, mais cinq ans après, lors d'une première grossesse, il est survenu un abcès qui est devenu chronique et n'a cessé depuis ce temps de suppurer qu'à de rares intervalles.

Pour le traitement, la dent est débouchée, et le canal dégagé, à l'aide de sondes porteuses d'eau oxygénée, de la matière infecte qu'il contient. Puis du formol y est vaporisé à l'aide de l'air chaud.

Une certaine quantité d'eau bouillie peut être poussée par le canal radiculaire avant de ressortir par la fistule, ce qui prouve l'existence d'une poche kystique ; l'injection étant continuée, l'eau mélangée de pus, sort par l'orifice fistulaire. Un demi-centimètre cube d'acide phénique pur est ensuite poussé à travers la fistule et la dent obturée à la gutta-percha.

Trois jours après la fistule n'est pas perméable; le canal radiculaire est obturé avec la pâte oxyde de zinc, formol, acide phénique, une certaine quantité de cette pâte étant poussée à travers l'apex. Puis la cavité est bouchée provisoirement.

Un mois après, tout étant resté normal, et la tuméfaction n'étant plus douloureuse, la dent peut être aurifiée.

OBSERVATION XIV

Fistule muqueuse datant de treize ans. — Trépanation de l'incisive latérale droite. — Injection d'alcool à 95°. — Guérison (Dr A. Bloch).

Cette observation, nonobstant l'âge de la fistule et la brièveté de l'intervention, ne mériterait point de retenir l'attention, n'étant après tout, qu'un cas de pratique courante, si la situation de la fistule par rapport à la dent ne présentait quelque particularité.

Mme M...., 33 ans, jouissant d'une excellente santé, vient me consulter, le 20 octobre 1903, au sujet d'un aphte existant depuis plus de 13 ans au niveau des incisives inférieures.

Le menton n'offre pas d'asymétrie, pas d'œdème; il n'y a pas d'engorgement ganglionnaire sous la mandibule, pas de sensibilité à la pression. La lèvre inférieure réclinée en bas, laisse apercevoir sur la gencive, à 1 centimètre environ du liseré gingival, au-dessous de l'interstice, entre l'incisive latérale gauche et la canine, l'abouchement d'un trajet fistuleux, à bords éversés, d'où la pression fait sourdre une gouttelette de pus. La muqueuse offre un aspect normal, pas de décollement de son bord libre.

Ce serait vers sa vingtième année que Mme M... aurait remarqué la présence de ce petit « aphte » sur sa gencive.

Elle ne se rappelle avoir éprouvé aucun trouble dans sa dentition à ce moment, aucun traumatisme, aucune sensation douloureuse, jamais de mobilité anormale des incisives.

La pression faisait sourdre en temps habituel, une fine goutte de pus, mais la malade avait remarqué qu'au moment de ses époques, il se produisait un certain gonflement au niveau de son « aphte », et que le pus était plus abondant, ce que je fus à même de vérifier.

Il semblait tout indiqué de rechercher le point de départ de la fistule dans une lésion dentaire homologue, j'entends du côté gauche. L'exploration à l'aide de la percussion, de la diaphanoscopie, des agents physiques, ne me donna aucune indication, en dépit d'un examen des plus minutieux. En une séance ultérieure, j'examinai le côté droit et je remarquai une dent suspecte, l'incisive latérale droite : légère opacité, retard à la sensation de chaleur provoquée par le thermo.

Je différai l'intervention afin de renouveler mon examen. Enfin le 15 novembre, je pratiquai la cure radicale suivant la méthode habituelle : Trépanation de la dent au talon, pas de pulpe, odeur fade, ramonage du canal, injection d'eau bouillie passant par la fistule, injection d'alcool à 95, séchage à l'aiguille de Saladin, pâte formolée, ciment et aurification. 48 heures après je ne pouvais obtenir de goutte purulente à la pression, et l'« aphte » disparut complètement dès cette époque. J'ai pu constater tout récemment que la guérison s'est maintenue.

OBSERVATION XV

Fistule mentonnière datant de vingt-neuf ans. — Trépanation de l'incisive centrale inférieure gauche sans lésion apparente, mais cause du mal. — Injection de créosote. — Guérison (Communiquée par le Dr Gourc. Inédite).

M.D.., 39 ans.—Vers l'âge de dix à douze ans a souffert de l'incisive centrale gauche. Traumatisme probable mais ignoré. Abcès au niveau de la fossette mentonnière dont on provoque l'écoulement par des cataplasmes de farine de lin ; un médecin avait proposé un coup de bistouri qui fut refusé. Guérison apparente.

Cependant de temps en temps la dent était sensible au choc. Tous les ans récidives avec quelquefois des phéno-mènes d'inflammation et de suppuration durant huit jours. Après l'évacuation du pus, il reste presque continuellement un écoulement de sérosité sanguinolente, appréciable surtout le matin sur la serviette ou sur le mouchoir.

En novembre 1902, trépanation de l'incisive, ramonage, injection de créosote qui passe très bien par la fistule mentonnière, de laquelle au préalable nous avons fait sortir une gouttelette de pus. Obturation à la gutta.

En mars 1903, le malade que nous avions eu plusieurs fois et à qui nous avions assuré sa guérison parfaite, croit avoir perçu un peu de suintement.

Un examen approfondi au stylet et même à une sonde de Donalson dépointée ne laisse percevoir aucun conduit, pas le moindre suintement même à plusieurs jours d'intervalle.

Dent insensible à tous les modes d'exploration, gencive normale, cicatrice mentonnière en forme d'étoile très déprimée au centre, ni ganglions, ni douleur, dent parfaite, résultat excellent même en 1904, soit deux ans 1/2 environ après une seule injection.

OBSERVATION XVI

Fistule sous-mentonnière causée par la mortification pulpaire de l'incisive centrale droite. — Trépanation de cette dent. — Injection de créosote. — Guérison (Dr Pitsch et Dr Muret).

Mlle Louise C..., 15 ans. — Au mois de janvier 1902 la malade constate sans cause appréciable une légère sensibilité des deux incisives centrales inférieures. Ces dents sont un peu mobiles, dit-elle. En même temps apparaît une tuméfaction de la gencive qui soulève la lèvre inférieure. Peu à peu la tuméfaction envahit le menton, dont la peau est rouge et tendue. Ces phénomènes persistent pendant deux mois malgré les applications émollientes qui furent faites par la malade.

Au mois d'avril suivant, la collection purulente est

ouverte, à l'aide du thermocautère, à l'hôpital Trousseau. Depuis cette époque un trajet fistuleux a persisté, mais il n'y a pas eu de nouvelles poussées inflammatoires. La malade éprouve seulement de temps en temps une légère tension douloureuse au niveau du menton.

Le 27 février 1903. — La malade se présente à la consultation de chirurgie de l'hôpital St-Antoine, d'où elle est envoyée dans le service de stomatologie.

L'examen de la malade fait par le Dr Pitsch donne les renseignements suivants :

Il s'agit d'une jeune fille d'aspect malingre et de tempérament nerveux. Sa mère, qui assiste à l'interrogatoire, affirme ne l'avoir jamais entendu grincer des dents la nuit ; par contre elle a observé cette particularité fréquemment, chez un autre de ses enfants.

On constate, exactement sur la ligne médiane et à un centimètre environ en arrière du bord antérieur du maxillaire inférieur, l'existence d'une petite cicatrice plate, recouverte d'une légère croûte brunâtre. En pressant sur cette cicatrice, on fait sourdre une goutte de séro-pus.

L'examen des dents montre une dentition en assez mauvais état. Les quatre grosses molaires de la mâchoire inférieure sont cariées. Les incisives supérieures sont recouvertes d'une mince couche de tartre vert. Les incisives inférieures sont saines en apparence, mais nous constatons une teinte grisâtre de l'incisive centrale droite. Cette dent est insensible à la chaleur du thermocautère, elle est opaque à l'éclairage électrique. Nous constatons également une légère insensibilité de l'incisive centrale gauche, mais cette dent ne présente pas l'opacité caractéristique des dents mortes. Nous décidons de trépaner l'incisive centrale droite. Nous trouvons une pulpe morte, mais l'odeur de sphacèle que l'on rencontre presque toujours à l'ouverture de la chambre pulpaire en pareil cas n'existe pas. Plusieurs injections d'eau bouillie sont faites par l'orifice de trépanation après nettoyage du canal dentaire. Elles ressortent parfaitement et en jet par l'orifice cutané. Une injection de 1 centimètre cube de créosote de hêtre est faite ensuite. Obturation provisoire à la gutta-percha.

Nous revoyons la malade le 16 mars 1903. Il s'est écoulé pendant quatre jours après l'opération un peu de sérosité ; mais aujourd'hui la guérison semble assurée, l'écoulement étant complètement tari. Nous renvoyons la malade à une date ultérieure pour procéder à une obturation définitive en même temps que pour soigner les différentes caries des grosses molaires inférieures.

OBSERVATION XVII

Fistule mentonnière datant de cinq ans. — Incisive centrale gauche. — Injection de créosote. — Guérison (Dr Pitsch).

Mlle Thérèse B..., 20 ans. — Depuis cinq ans la malade est incommodée par un écoulement purulent d'abondance variable au niveau de la fossette du menton. Le trajet fistuleux s'est constitué à la suite d'un volumineux abcès du menton.

20 mars 1901. — L'examen des dents antérieures de la mâchoire est fait. Il donne les résultats suivants : l'incisive centrale gauche présente à l'éclairage électrique en chambre noire une opacité caractéristique. Cette dent est insensible à la chaleur du thermocautère. Les autres dents sont saines. Il s'agit donc d'une fistule mentonnière consécutive à la mortification de la pulpe de l'incisive centrale gauche.

La malade ne peut fournir aucun renseignement sur l'origine des accidents. Elle ne se souvient pas d'avoir fait de chute, ni reçu de choc.

Le même jour, la dent malade est trépanée à l'aide d'un foret par sa face linguale. Le canal radiculaire est débarrassé des débris pulpaires et plusieurs injections d'eau bouillie sont poussées par l'orifice de trépanation. Une injection de créosote de hêtre pure termine l'intervention.

Obturation provisoire à la gutta-percha.

La malade se rend en province et n'est examinée à nouveau que :

23 avril 1901. — La guérison a été obtenue définitivement par cette seule injection de créosote.

L'obturation à la gutta-percha est remplacée par un bloc d'émail.

OBSERVATION XVIII

Fistule mentonnière d'origine dentaire. — Trépanation de l'incisive inférieure gauche, saine d'apparence. — Injection de créosote. — Guérison (Personnelle. Recueillie à la clinique dentaire de l'Hôtel-Dieu).

Mlle Marguerite P..., âgée de 16 ans, exerçant la profession de domestique, se présente à la consultation dentaire de l'Hôtel-Dieu, le vendredi 27 mai 1904.

Elle vient consulter pour une fistule s'ouvrant à la partie antéro-inférieure du menton.

Elle raconte qu'il y a environ 7 mois, vers le mois d'octobre 1903, elle fut brusquement prise, la nuit, de douleurs violentes dans toute la tête, et plus spécialement dans la mâchoire inférieure. Le lendemain matin, les douleurs persistent et elle constate une légère coloration

P. — 8.

rouge du menton qui est douloureux au toucher. Les jours suivants le menton augmente de volume, une véritable tumeur se forme et la malade continue à souffrir. Au bout d'un mois environ, la tuméfaction qui est du volume d'une noix, s'ouvre spontanément à l'extérieur donnant issue à une certaine quantité de pus.

Dès l'ouverture de l'abcès les douleurs cessent, mais une fistule s'établit laissant suinter tantôt du pus jaune et bien lié, tantôt au contraire une simple sérosité.

Cet état dure jusqu'au mois de décembre, époque à laquelle la fistule se tarit peu à peu, cesse de laisser sourdre du pus et finalement se cicatrise. Les douleurs ne reparaissent pas. Puis au mois d'avril 1904, sans cause appréciable, les douleurs reprennent aussi intenses que lors de la première attaque, la tuméfaction se reproduit et un nouvel abcès se forme.

Le vendredi 10 mai 1904, la malade entre à l'Hôtel-Dieu, salle Notre Dame. Là on lui incise son abcès, il sort une quantité de pus d'odeur nauséabonde. Malgré cette intervention, la suppuration persiste et le mercredi suivant la malade sort de l'hôpital avec un pansement.

On lui recommande d'aller à la consultation dentaire où elle se présente le 27 mai.

Nous constatons la présence d'une petite tumeur du volume d'une noix, siégeant à la partie inférieure et médiane du menton, elle est incisée à sa partie la plus déclive. Mais à la partie antéro-inférieure du menton, un peu au-dessus de l'incision existe une petite élevure, orifice de la fistule ancienne, qui n'a pas dû, contrairement aux affirmations de la malade, se cicatriser complétement, puisque cet orifice est recouvert d'une petite croûtelle.

A la palpation, on trouve la tumeur plutôt rénittente que fluctuante.

Il y a peu d'induration, sauf au niveau de l'orifice fistuleux. Les ganglions de la région ne semblent pas engorgés.
En examinant la bouche de la malade, on est immédiatement frappé par la coloration sombre et bleutée de
l'incisive médiane gauche.

Cette dent n'est pas douloureuse à la percussion, mais
elle est mate à l'éclairage ; elle ne présente aucune trace
de carie. Enfin dans le sillon gingivo-buccal, on sent au
niveau de la racine de cette dent une légère tuméfaction
fluctuante.

C'est à cette dent que l'on attribue l'origine de tous les
accidents antérieurs et de la fistule en particulier, sans
pouvoir trouver les causes de son altération.

Le 20 mai, une sonde enfoncée dans le trajet fistuleux,
par l'orifice cutané préalablement débarrassé de sa croûtelle et aseptisé, ne parvient pas à pénétrer à plus de deux
ou trois centimètres.

On trépane alors la dent à sa partie postérieure un peu
au dessus du rebord gingival. On pénètre facilement et
sans douleur dans la cavité de la pulpe qui est nettoyée le
mieux possible avec une sonde garnie de coton imbibé de
créosote et de formol.

Par l'orifice de trépanation, on pousse avec une seringue
une injection d'eau bouillie qui ressort par l'orifice cutané.
Il est fait ensuite une injection de créosote qui passe
également par le même chemin. L'orifice cutané est recouvert avec du collodion.

La malade est revue le 6 juin ; on constate qu'il y a
encore un peu de suintement.

On met une mèche imbibée de créosote et de formol
dans la cavité pulpaire qui est obturée à la gutta-percha.

Le 13 juin. — La mèche retirée n'a aucune odeur, la
tuméfaction a disparu, le suintement n'existe plus, mais

une forte rétraction cicatricielle s'est faite au niveau de l'orifice de la fistule. La malade a été revue depuis. Guérison définitive.

OBSERVATION XIX

Fistule mentonnière consécutive à la nécrose de la pulpe de l'incisive latérale droite inférieure. — Injection de créosote et formol. — Guérison (Dr Muret).

M. P..., charron, 29 ans.

Au mois d'octobre 1900, la région mentonnière est envahie par une tuméfaction assez volumineuse.

La peau est rouge, tendue, et des phénomènes de fluctuation sont bientôt manifestes. Le malade consulte à ce moment un dentiste qui pratique l'extraction de l'incisive latérale inférieure gauche et de la canine du même côté. Du pus s'écoule en abondance par la plaie buccale et au bout de quinze jours les accidents ont disparu.

Cet état reste stationnaire pendant une période de trois mois.

A partir de janvier 1901, de nouvelles poussées se manifestent d'une façon intermittente. Une légère tuméfaction du menton, peu douloureuse, apparaît, puis disparaît à plusieurs reprises.

20 décembre 1902. — Les mêmes phénomènes se manifestent, mais cette fois avec plus d'intensité.

La tuméfaction est considérable, la douleur est vive.

Cinq jours après le début des accidents, l'abcès s'ouvre dans le sillon gingivo-labial, dans le voisinage des incisives droites inférieures. Un médecin envoie le malade à l'hôpital de la Charité, où il est examiné par M. le professeur Tillaux qui le renvoie à la consultation dentaire, service de M. le Dr Cruet.

État actuel. — 30 décembre 1902. — Le menton est encore tuméfié, surtout à droite de la ligne médiane.

A gauche dans la région sous-maxiliaire, on constate une cicatrice ancienne, consécutive à un abcès dont l'origine était, au dire du malade, l'évolution vicieuse de la dent de sagesse inférieure gauche ; ces accidents remontent à trois ans.

L'examen de la bouche révèle l'absence de l'incisive latérale, de la canine, de la première bicuspidée et de la dent de sagesse inférieure du côté gauche. Les dents qui restent sont toutes le siège d'érosions. On constate, en éclairant la cavité buccale, une légère opacité de l'incisive latérale droite inférieure. Cette dent est d'ailleurs insensible à la chaleur du thermocautère et on conclut à la nécrose de sa pulpe.

M. le Docteur Robin pratique à la partie la plus déclive de la région mentonnière, et un peu à droite de la ligne médiane, une ouverture au thermocautère, de la collection purulente, puis il trépane l'incisive latérale, à sa face linguale. Des lavages à l'eau bouillie du trajet fistuleux sont facilement exécutés, et le liquide ressort en jet par l'orifice mentonnier. On pousse alors une injection de caustique : créosote pur et formol à 40 % mélange à parties égales. Le canal de la dent est comblé avec la pâte antiseptique : formol, créosote, trioxyméthylène, oxyde de zinc et l'orifice de trépanation obturé à la gutta-percha.

3 janvier 1903. Un léger écoulement séreux a persisté jusqu'à ce jour, par l'orifice cutané. Il n'y a pas eu de réaction douloureuse. Quant à l'orifice buccal par où s'était spontanément écoulé le pus, il n'existe plus.

31 janvier. L'écoulement est complètement tari.

12 février. La guérison est définitive et la cicatrice presque invisible.

21 février. Une obturation définitive est faite à l'aide d'un ciment.

OBSERVATION XX

Fistule mentonnière consécutive à la nécrose de la pulpe des deux incisives centrales inférieures. — Injection de créosote. — Guérison (Dr Muret).

M. C..., 24 ans, valet de chambre. L'affection remonte à 1897. Au mois de janvier de cette année, sans cause apparente, une collection purulente s'ouvre spontanément après une quinzaine de jours, au voisinage de la ligne médiane. Un médecin, consulté à ce moment, agrandit l'ouverture au thermocautère, et procède à un grattage du maxillaire inférieur.

Les accidents aigus disparurent, mais la guérison ne survint pas. Depuis six ans, le malade est porteur d'une fistule qui laisse suinter continuellement un pus fétide.

Cet état persiste jusqu'en mai 1902. A cette époque l'écoulement cessa, et l'orifice fistuleux semblait cicatrisé, mais au mois d'août de la même année, le menton est le siège d'un nouvel abcès qui disparaît après évacuation spontanée du pus, par l'orifice primitif.

État actuel. — 31 janvier 1903. Le malade se présente à la consultation de la Charité. Nous constatons au niveau de la fossette mentonnière, sur la ligne médiane exactement, une cicatrice à direction sagittale, ayant comme dimension 1 centimètre et demi environ. Cette cicatrice est située au fond d'une dépression en entonnoir et elle est encore masquée par la présence de bourgeons charnus.

L'examen de la cavité buccale nous révèle l'existence de nombreuses caries des incisives et des grosses molaires supérieures.

Les quatres grosses molaires inférieures sont également cariées.

Le doigt explorant le sillon gingivo-labial inférieur n'a pas la sensation d'un cordon fibreux reliant la cicatrice et les incisives. Ces différentes dents sont saines, ainsi d'ailleurs que les canines, mais sur toute cette partie de l'arcade est déposée une épaisse couche de tartre. Après avoir enlevé ce tartre pour faciliter le diagnostic et le traitement, nous procédons à l'examen des incisives inférieures. A l'éclairage naturel, il nous semble discerner une légère teinte grisâtre de l'incisive médiane droite. En éclairant la cavité buccale avec la pointe rouge du thermocautère, nous constatons une opacité très nette de cette dent et aussi de l'incisive centrale gauche. Ces deux dents d'ailleurs sont insensibles au froid et au chaud. En introduisant un stylet par l'orifice cutané, nous nous trouvons en présence de deux petits pertuis, situés l'un au-dessus de l'autre et aboutissant à deux trajets fistuleux indépendants, semble-t-il. De notre examen nous concluons que nous avons affaire à une fistule mentonnière due à la mortification de la pulpe des deux incisives centrales inférieures. Quant à la cause première de cette lésion, nous n'avons pu trouver aucun traumatisme permettant de l'expliquer.

Le même jour, nous trépanons l'incisive médiane droite, nous réservant de faire la même opération ultérieurement sur l'incisive gauche. L'insensibilité de l'ivoire et l'odeur de gangrène qui s'exhale de la chambre pulpaire confirment notre diagnostic. Après avoir agrandi et nettoyé à l'aide des mèches le canal radiculaire, nous poussons par l'orifice de trépanation et à l'aide d'une seringue de Pravaz une injection d'eau bouillie, mais le liquide reflue dans la bouche, nous répétons cette manœuvre en enfonçant davantage l'aiguille, et cette fois le liquide ressort par l'un des deux pertuis, l'inférieur, que nous avions constatés. Nous faisons alors passer, dans le trajet fistuleux, une injection de créosote pure, un centimètre cube. Nous remplissons alors le canal radiculaire de la dent avec une pâte antiseptique composée de trioxyméthylène, oxyde de zinc, créosote et formol et nous obturons provisoirement à la gutta-percha.

3 février. — Le malade n'a éprouvé aucune douleur dans la région mentonnière. L'écoulement n'a pas disparu, mais il a beaucoup diminué. Nous constatons que le pertuis supérieur seul laisse sourdre encore une gouttelette de pus. Nous décidons alors de trépaner l'incisive centrale gauche ; il en est ainsi fait, et une injection de créosote est poussée par l'orifice de trépanation. Obturation à la gutta.

7 février. — Il n'y a plus au niveau de la cicatrice qu'un léger suintement séreux.

10 février. — Tout écoulement a disparu. La coloration rouge de la peau qui entourait la cicatrice est beaucoup moins accentuée.

17 février. — La guérison est définitive, mais la peau au niveau de la cicatrice n'a pas encore repris son état normal.

28 février. — La cicatrice est plate et de bel aspect. Nous terminons le traitement par une obturation définitive des deux dents, à l'aide d'un ciment.

OBSERVATION XXI

Fistule mentonnière consécutive à la mortification de la pulpe de l'incisive centrale droite. — Injection de créosote. — Guérison (Dr Capdepont).

Mlle D..., 20 ans. — Au mois de juillet 1901, il se forme à la région mentonnière une collection purulente qui s'ouvre spontanément du côté de la peau. Les phénomènes aigus disparaissent, mais il persiste une fistule à écoulement intermittent. La malade subit deux curettages du trajet fistuleux sans résultat.

État actuel. — Le 19 février 1902, la malade, décidée a une opération radicale, vient dans le service de M. le Dr Arron qui veut bien nous la confier. A l'examen de la bouche on constate que plusieurs grosses molaires sont cariées ; mais ces caries ont été traitées et les dents ne présentent aucun des signes ordinaires de la périostite. Le doigt explorant le sillon gingivo-labial inférieur, ne rencontre aucune bride fibreuse sur les parties latérales de l'arcade dentaire, mais il perçoit la sensation d'un cordon induré reliant la lèvre aux incisives médianes.

Ces dents paraissent saines, il n'y a pas de carie, pas de douleur à la percussion, pas de sensibilité au chaud ou au froid. Le contact de la pointe du thermocautère sur les dents antérieures est douloureux à l'exception de l'incisive centrale droite sur laquelle il ne provoque aucune réaction. Cette dent présente une légère opacité, une teinte sombre si peu marquée que j'ose à peine l'affirmer, et l'éclairage de la cavité buccale en chambre noire, répété à plusieurs reprises, ne me fournit pas de renseignements plus précis.

Si on fait mordre la malade, on voit que l'incisive supérieure centrale droite vient buter contre l'incisive inférieure correspondante, et qu'elle n'a pas avec celle-ci des rapports normaux. C'est sur cette dernière dent que la malade coupe son fil. De plus elle a souvent des grincements de dents, la nuit surtout.

Me basant sur l'ensemble convergent de ces faits et en l'absence de tout autre cause rationnelle, je crois pouvoir affirmer que nous avons affaire à une fistule mentonnière due à une périostite de l'incisive centrale inférieure droite consécutive à la mortification de la pulpe de cette dent. La cause première de ces lésions serait l'usure du bord libre de la dent et les traumatismes masticatoires répétés.

Le jour même, la malade étant venue à ma consultation particulière, je l'examine à nouveau et ma conviction étant faite, avec un foret j'ouvre la chambre pulpaire sur la face linguale de l'incisive. Cette opération ne provoque aucune douleur. De la pulpe mortifiée se dégage une odeur de sphacèle caractéristique. Le diagnostic se trouve donc confirmé. Des mèches sèches ou imbibées de créosote sont introduites jusque dans le canal radiculaire. Elles en ressortent très vite propres.

Je pousse alors avec précaution et à l'aide d'une seringue de Pravaz, une injection de créosote pure dans le canal radiculaire. J'éprouve une légère résistance, qui cède brusquement et quelques gouttes de créosote apparaissent à l'orifice externe de la fistule. Le but étant atteint je remplis le canal radiculaire d'une pâte à l'oxyde de zinc, formol, créosote, trioxyméthylène, je tasse avec de la gutta-percha et je termine par une obturation au ciment.

Cette opération a été à la fois immédiate et définitive. A aucun moment il n'y a eu de réaction douloureuse. Un pansement antiseptique sur l'orifice fistuleux complète le traitement.

20 février. — La malade n'a éprouvé aucune douleur pendant la nuit ; au réveil seulement un léger engourdissement de la région mentonnière, très vite dissipé du reste.

Il est sorti du trajet fistuleux un peu de sérosité brune et claire, la dent et la gencive ne sont pas douloureuses.

21 février. — La sécrétion diminue encore. L'orifice fistuleux se rétrécit. L'entonnoir au fond duquel il siégeait a presque disparu. La peau de la région présente ses caractères normaux.

24 février. — L'orifice n'est plus représenté que par un petit pertuis de la grosseur d'une tête d'épingle. En pressant sur le trajet il ne sort absolument rien.

26 février — Huit jours après l'opération la malade est considérée comme définitivement guérie.

Janvier 1903. — La malade m'écrit pour me remercier de mon intervention. La guérison est absolue. La dent dont le bord a été limé n'est nullement douloureuse. La fistule ne s'est jamais rouverte. La dépression cicatricielle en forme d'entonnoir, dont elle occupait le sommet, s'est peu à peu effacée et laisse une trace à peine visible.

OBSERVATION XXII

Fistule mentonnière consécutive à la mortification de la pulpe de l'incisive centrale inférieure gauche. — Injection de créosote. — Guérison (Dr Gaillard, résumée par le Dr Muret).

Il s'agit d'un malade porteur depuis trois ans d'une fistule sous-mentonnière dont l'origine ne peut pas être précisée, le malade n'ayant reçu aucun choc et paraissant en excellente santé.

L'examen de la bouche révèle à la mâchoire supérieure, l'absence de deux molaires. A la mâchoire inférieure, on constate une opacité des deux incisives centrales, de la droite surtout.

M. le Dr Gaillard trépane cette dernière dent et arrive sur une pulpe mortifiée, mais il ne put faire passer une injection d'eau bouillie à travers le trajet fistuleux.

Deux suppositions étaient à faire : ou bien le canal était obstrué par les débris de pulpe ou de dentine, ou bien cette dent n'était pas la cause des accidents.

Un pansement antiseptique au formol et à l'oxyde de zinc fut appliqué. Ce pansement fut renouvelé deux fois après des tentatives infructueuses d'injection.

M. le Dr Gaillard ouvre alors la chambre pulpaire de l'incisive centrale gauche. Une injection d'eau bouillie fut poussée par l'orifice de trépanation, et cette fois le liquide ressortit par le pertuis mentonnier. Une injection de créosote pure est faite dans le trajet fistuleux, et le canal radiculaire bourré d'une pâte à l'oxyde de zinc, essence de girofle et iodoforme. Obturation définitive. Guérison une semaine après.

Dans cette observation, une seule des dents dont la pulpe était mortifiée, avait causé la fistule, l'incisive gauche, mais si l'incisive droite n'avait pas été traitée, il est probable que la guérison, après injection de créosote dans le canal radiculaire dans l'incisive gauche, n'aurait pas persisté. Une seconde fistule se serait formée ayant pour cause l'incisive droite et on aurait pu croire au retour des accidents et à l'inefficacité du traitement.

BIBLIOGRAPHIE

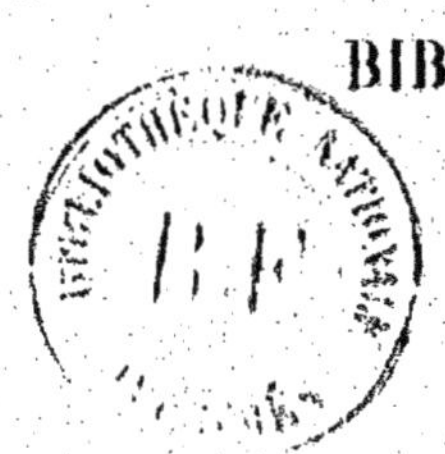

AMOEDO.   Fistules du menton d'origine dentaire.
                  Rev. de Stomatologie, XI. 1904.

AUVERS.   La Fistule cutanée, complication dentaire.
                  *Annales de l'Institut Chirurgical, IX,
                  Bruxelles, 1902.*

BELLEMAIN.   Fistules d'origine dentaire.
                  Thèse de Paris, 1892.

BLOOH.   Fistule odontopathique existant depuis
                  13 ans. — Traitement. — Guérison.
                  Rev. Stomatologie, XI. 1904.

BOEHM.   Eine modification in der Behandlung
                  von zahn fisteln und blinden abscessen
                  zuhnärztl.
                  Rundschau, X, Berlin. 1901.

CELSE.   Traité de médecine.
                  Livre VI, Chap. 13.

CHAMBOURNAUD.   Des Fistules dentaires.
                  Thèse de Paris. 1867.

CHASSAIGNAC.   Traité pratique de la suppuration, 1850.
                  Bulletin générale de Thérapeutique, 1851.

COLLE.   Fistules osseuses d'origine dentaire.
                                    Thèse de Paris, 1855.

13e CONGRÈS INTERNATIONAL DE MÉDECINE.   Section de
          Stomatologie
                            Séance du 8 Août 1900.

OROS.   Fistule d'origine dentaire consécutive à
          la mortification de la pulpe sans
          lésions apparentes de la dent.
                            Stomatologie, VIII, Paris, 1901.

CRUET.   Hygiène et Thérapeutique des maladies
          de la bouche.

DAVID.   Études sur la greffe dentaire.
                                    Thèse de Paris, 1877.

DUVAL.   Propositions sur les fistules dentaires.
          Bull. de la Soc. de la Faculté de Médecine.
          Paris, Février 1840.

FIÉVET.   Contribution à l'étude des fistules den-
          taires.
                            Thèse de Lille, 1902.

FORGEN.   Uber die Chirurgische Behandlùng veral-
          teter zahnfleich-fisteln.
                            Odontol. Bl., IV, Berlin, 1900.

GAILLARD.   Fistule mentonnière d'origine dentaire.
          Rev. Stomatologie, VIII, Paris, 1901.

GALIPPE.   Journal des connaissances médicales.
          1889 et 1892.

GÉRARD-MARCHAND.   Des abcès et des fistules du menton,
          symptomatiques d'une lésion non
          apparente de la racine de l'une des
          incisives inférieures.
                            Bull. Soc. de Chirurgie, XVIII,
                            Paris, 1892.

GIRES.   Fistules odontopathiques.
                  Rev. Stomatologie, VII. Paris. 1900.

—   Technique du traitement des Fistules
                  d'origine dentaire.

—   Fistules odontopathiques.
                  Steinheil. Paris. 1900.

JOURDAIN.   Traité des maladies de la bouche. 1778.

MAGITOT.   Article dentaire, in Dict. encycl. des
                  Sciences Médicales.

MURET.   Traitement des fistules dentaires et des
                  fistules mentonnières en particulier.
                  Thèse de Paris, 1903.

MARTIN (Claude)   Lyon-Médical. 1881.

OVIZE.   Les fistules dentaires et d'origine den-
                  taire.
                  Thèse de Paris, 1897.

—   A new treatment of dental fistulae.
                  Odental Cosmos, XLVI. Phila. 1904.

AMB. PARÉ.   Edition Malgaigne. T. II.

PIETKIEWICZ.   Périostite alvéolo-dentaire.
                  Thèse de Paris, 1870.

POLLASSON.   Des abcès et fistules d'origine dentaire.
                  Province médicale, III. Lyon. 1888.

RICHAUD.   Fistules dentaires.
                  Thèse de Paris, 1877.

RICHET.   Fistules rétro-mentonnières.
                  Gazette des Hôpitaux, LVIII. 1885.

ROUX DE MEXIMIEUX. Bulletin de Thérapeutique. Tome
                  LXXXIII. p. 127.

TABLE DES MATIÈRES